內功養生秘術叢書 14

眞本內功秘傳

신역 포박자

外篇 1

葛 洪 著
昔原台 譯註

서림문화사

포박자 외편 1

차 례

외편(外篇) 해설 ………………………………… 7
권 1 가둔(嘉遯) ………………………………… 11
권 2 일민(逸民) ………………………………… 37
권 3 욱학(勖學) ………………………………… 63
권 4 숭교(崇敎) ………………………………… 79
권 5 군도(君道) ………………………………… 91
권 6 신절(臣節) ………………………………… 119
권 7 양규(良規) ………………………………… 131
권 8 시난(詩難) ………………………………… 145
권 9 관리(官理) ………………………………… 151

권 10 무정(務正) ………………………………………… 155

권 11 귀현(貴賢) ………………………………………… 159

권 12 임능(任能) ………………………………………… 163

권 13 흠사(欽士) ………………………………………… 169

권 14 용형(用刑) ………………………………………… 175

권 15 심거(審擧) ………………………………………… 201

권 16 교제(交際) ………………………………………… 225

권 17 비궐(備闕) ………………………………………… 251

권 18 탁재(擢才) ………………………………………… 255

신역 포박자 외편 1
(新譯 抱朴子 外篇)

외편(外篇) 해설

《포박자(抱朴子)》는 갈홍(葛洪)의 호인 동시에 그의 서명(書名)이다. 갈홍은 당대에 으뜸이라 하리만치 만여 권의 서적을 독파한 대독서가이다. 당시의 만여 권의 독서는 거의 모든 서적을 섭렵했다고 해도 지나친 말이 아닐 것이다. 따라서 그의 학문이 어느 정도인지는 곧 짐작이 가리라고 본다.

갈홍은 많은 저서를 세상에 발표했다. 《포박자》는 그 중에 하나로, 대표적인 작품이라고 할 만하다. 《포박자》는 내편 20권과 외편 50권, 모두 70권이란 방대한 책이다.

그 문장의 서술 형식은 마치 한시(漢詩)를 보는 것과 같다. 귀와 절이 거의 대귀(對句)의 형식을 취했을 뿐만 아니라 자수가 거의 짝이 맞는 문체로 표현되어 있다. 어떤 주장이나 설명을 하는 글에서 시종 대귀체로 이어진 것을 보더라도 그가 얼마나 다독(多讀)한 학자인가는 가히 짐작이 간다.

내편이 주로 도가적(道家的)인 사상에서 서술된 것에 대하여 외편은 유가적(儒家的)인 사상에서 시종하고 있다. 유도(儒道)의 혼성이라는 면에서 비난을 받는 경우도 있지만, 그것에 대하여 갈홍은 전혀 문제시하지 않았다. 왜냐하면 도(道)의 넓은 개념 속에 흡인할 수 있었기 때문이다.

갈홍은 어렸을 때부터 정통적(正統的)인 유가(儒家)의 학문을 익혔다. 그의 선조들이 대대로 선비인 탓도 있지만, 그의 스승인 정은(鄭隱) 선생도 유학에 정통했고 또 그로부터도 도가뿐만이 아니라 유학을 겸해서 받았던 것이다. 또 정 선생의 스승인 좌원방(左元放) 역시 뛰어난 유학자였다. 갈홍은 이러한 선사들의 영향 속에서 도가의 학문을 탐구한 사람이었던 것이다.

외편에 나오는 목차를 본다면, 곧 알 수 있는 일이지만 그는 관(官)에서 물러나서 은둔생활을 한다는 것을 결코 속세를 버린다는 의미로 해석하지 않았다. 조정에서 국사를 맡은 사람은 현세의 백성을 위한 것이지만 재야에서 학문을 가르침은 백년의 대계를 세우는 것이라는 교육주의적인 사상의 바탕 위에 있었던 것이다. 그러므로 나라에서 필요할 때는 출사(出仕)하고 적당한 때에 물러날 줄 아는 것이 현명하다는 지론이었다. 이것은 학문을 하는 정치가의 도리를 스스로 행한 것이다.

갈홍은 국가를 마땅히 존재하는 것으로 하고 신하는 나라를 위해 목숨을 바쳐서라도 봉사해야 한다고 했다(진절편). 포경언(鮑敬言)이란 사람이 무군론(無君論)을 주장한 일이 있다. 포씨는 태고의 제국(帝國) 이전의 상태를 이상적인 시대라 하고 군주가 출현함으로써 빈부의 격차, 전란 등의 사회악이 발생한다고 했다.
 이에 대한 포박자의 반박은 마치 순자(荀子)와 같은 입장에 서 있었다. 그는, 군주는 미개한 생활에서 문화적인 단계로 발전하는 데 있어서 불가결의 구심체이며, 전쟁은 군주가 없다 해도 발생하는 것으로 군주의 존재와는 아무런 상관이 없다고 하여 현 체제의 고수를 주장했다. 다만, 군신이 그 정도를 고수하는 것이 중요하다고 했다.
 갈홍은 중국 역사상 가장 혼란한 시기는 후한 말(後漢末)로 보고 있는 것 같다. 후한시대는 정치적 문화, 즉 가공적인, 억압적인, 정부 주도적인 문화를 형성하고 있어서 위정자와 백성 간의 생활의 격차가 가장 심한 시대였다. 여기에서 포씨의 주장은 그 민간의 의식을 표현한 하나로 볼 수도 있다. 조정 곳곳에 스며든 비리(非理)를 갈홍도 능히 파악하고 한 사람의 속유(俗儒)로서 외편을 지은 것 같다.
 〈탄예편〉에는 예형(禰衡)의 횡사를 당연한 대가로 보고, 〈자교편〉에서는 완적(阮籍)이 재능이 있으면서도 예의를 소홀히 했기 때문에 손해를 보았다고 한다. 〈질류편〉과 〈자교편〉에서는 당시의 사대부가 팔달식(八達式)의 나쁜 예의 때문에 서진(西晉)이 멸망하게 되었다고 개탄한다. 대체로 칠현(七賢)이나 팔달(八達)의 사상적 근거는 노장에 있는데, 포박자의 주장으로는 장자(莊子)의 큰 보자기가 해독을 미칠 우려가 있으며, 그들은 노장을 왜곡하고 있다는 것이다.

총체적으로 볼 때 그의 비판은 유가의 입장에 있다. 그러나 세상 물정에 어두운 것은 아니다. 낡은 예악(禮樂)을 고집하여 형벌을 멸시하는 태도는 보이지 않는다. 오히려 예법의 번거로움을 생략하고, 형벌을 중시하라고 역설한다(성번(省煩), 용형(用刑)). 인덕(仁德)과 명덕(明德)에 차이가 없다(인명편)는 대목에서는 유자로서 오히려 진귀하다.

갈홍은 후한 초기의 합리주의자인 왕충(王充)을 존경하고 있다(喩蔽). 옛날의 작품만이 좋은 것은 아니다. 이 점에서는 왕충과 비슷하다. 갈홍은 그 생장과정이나 성품 등에 있어서 왕충과 매우 유사했다는 것은 주의할 만한 일이라 생각된다.

《사고제요(四庫提要)》는 포박자의 외편도 도가에 속한다고 한다. 갈홍이 살았던 시대는 유가와 도가가 서로 제휴하면서 각기 발전하던 때였으므로 간단히 규정할 수는 없지만 도사상의 확대와 제가의 흡인이란 면에서 본다면 이해가 될 것 같다.

권 1 (嘉遯) 가둔

    가둔(嘉遯)이란 말은 의로움을 다 하고 뜻을 바르게 하기 위하여 세상을 피하는 것이다. 혹은 훌륭한 주의(主義)가 있어 그것을 수행하기 위하여 은둔(隱遁)하는 것을 말한다.
    여기서 둔(遯)이란 세상에 마음을 두지 않고 마치 돼지처럼 마음대로 살아간다고 하는 은둔을 말한다. 또 가(嘉)는 이러한 은둔생활을 좀더 좋은 차원에서 평가한다는 것이다. 가(嘉)의 뜻은 인간의 감성을 표현한 말로는 너무도 좋은 것뿐이다. 아름답다거나 착한 것이라면 모두 가(嘉)의 뜻이 된다. 또 이러한 아름답고 착한 것을 마땅히 기뻐하고 즐거워할 만하다. 그러므로 희(喜), 또는 낙(樂)과 같은 것이며, 이것은 또한 칭찬하고 상을 줌으로서 많은 사람들의 마음을 기른다. 그런 의미에서 경(慶), 또는 포(褒)로도 의미된다.
    이렇게 볼 때 가둔이란 말은 은둔의 생활을 좋은 의미에서 일컫고 있는 것이 된다.

세상을 숨어 산다고 하는 것은 결코 쉬운 일이 아니다. 대개는 세상을 싫어하여 깊은 산 속에 은둔하는 사람이 많다. 괴롭고 외로운 나날들이 기다릴 뿐이다. 그래서 사람들은 은둔자를 쓸모없는 사람으로 단정해버리고 만다. 또 어떤 사람은 비록 수도(修道)를 한다 해도 별로 좋은 인상을 가질 수 없다고 한다. 물론 현세에도 그런 사람은 있으며, 또 그렇게 생각한다. 그러나 옛날의 생활이라면 지금과는 많은 차이가 있으리라 본다.

　여기서 우리가 꼭 한번쯤 생각해볼 수 있는 것은 밖으로 나타나는 여러 가지 현상이 단지 혼자만의 영광이 아니라는 사실이다.

　즉, 세기의 학설을 주장하여 노벨상을 받은 학자가 있다고 하자. 그 영광은 수상자에게 돌아가나, 사실은 그를 그렇게 대성시킨 모든 조건을 감안해야 한다. 스승은 물론이고, 선배 학자들의 무수한 문헌과 그 속에 담긴 생각들이, 또 한편으로는 그를 태어나게 하고 성장하게 한 모든 세상 사람들의 숨은 공로야 어찌 헤아릴 수 있겠는가!

　그러므로 인간은 좋든 나쁘든 상호 작용하는 관계에 있다는 것이다. 따라서 스스로 세상을 물러나 깊은 산간이나 물가 등의 조용한 곳에서 자신을 수양하는 은둔은 좋게 평가할 수도 있을 것이다.

　별로 대단한 능력도 없으면서 자기가 아니면 그 일을 할 사람이 없다는 듯 관계나 사업계에서 목을 매다는 추태를 생각한다면 적당한 때 물러나서 자라는 새 역사를 도와주고 격려하는 것이 얼마나 값있고 멋진 인생이 되겠는가!

권 1. 가둔(嘉遯) 13

 여기 포박자가 주장하는 가둔이란 이렇게 은둔자와 세상 사람과를 서로 절연한 관계에서 생각한 것이 아니고, 관(官)과 야(野)가 서로 작용하는 의미에서의 은둔인 것이다. 그러므로 가둔(嘉遯)이라고 제목을 달아놓은 것 같다.

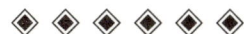

 포박자(抱朴子)가 말했다.
 회빙 선생(懷氷先生)이라는 사람이 살고 있었다. 그는 일자리를 찾아서 천하를 방황하고 다니는 것을 매우 한심스럽게 생각했다. 그렇다고 밥도 제대로 먹을 수 없을 뿐만 아니라 목욕도 자주 할 수 없는 위정자(爲政者)의 고통도 좋아하지 않았다. 그리하여 나라를 다스리는 일은 능력있는 선비들에게 맡기고 자기는 남들이 갈지 않았던 자갈밭을 갈기로 하였다.
 값진 보물은 담을 자루의 주둥이를 묶어버리듯 훌륭한 능력은 몸 속에 은밀히 감추고, 구슬 같은 목소리는 입 안에 담은 채 토해내려고 하지 않는다. 맑은 목소리를 가지고 있다 해도 적막 속에 있으니 누가 들을 것이며, 빛나는 문장이 있다 한들 누가 그것을 볼 수 있으랴!
 빨간 대문의 영화로운 집체는 등을 돌리고 쑥대로 엮은 사립문 안에서 조용히 마음을 안정시키고 있다. 귀족의 집 안에는 발도 들여놓지 않고 세상을 버린 무리들 사이에 끼여 호연한 기운을 키우고 있다. 출세를 불행으로 생각하고 재물을 티끌이나 쓰레기로 보며 구름 저편에 멀리 생각을 굴리고, 홀로 이 세상사람들이 하는 일을 떠나서 옛날의 도를 연구한다.

높이 하늘로 치솟은 봉우리 끝을 자락으로 삼고, 향기 그윽한 난초밭을 이불로 삼으며, 노을에 떨어진 물방울로 양치질을 하고, 정기가 서리는 팔석(八石)을 먹는다.[1] 생각은 아득하게 뻗어서 무지개 저편에 머물고 있는 듯하고, 마음은 저 높이 해와 달 가까이 자리하는 듯하다. 만물(万物)이라 해도 그 오묘함을 어지럽힐 수 없고, 천지라 할지라도 그러한 정신을 흐리게 할 수는 없다.

그때 부세공자(赴世公子)라는 사람이 있었다. 그는 선생의 소문을 듣고, 못내 아쉬워하면서 탄식했다.

"인적이 없는 빈 골짜기에 준마가 목을 늘이고 있음은 백락(伯樂)[2]의 수치이다. 태평세월에 일세의 영재가 관을 버리는 것은 인재를 천거할 책임자의 허물이다. 어찌 인걸로 하여금 자기 몸만 닦게 하고, 성조(聖朝)에는 일할 인재가 없게 할 수 있는가!"

그리하여 선생을 찾아가서 설명하기를,

"다만 날개를 떨쳐 몸만 높일 뿐, 푸른 창공으로 날아 하늘 끝에 오르지도 못하고 세상의 도리도 다하지 못한다고 하면 영걸이라고는 할 수 없습니다.

지금 선생께서는 날카로운 칼을 갈고, 현란한 문장을 감추며, 인적이 끊어진 수풀 속에서 책을 보면서 날짐승이나 길짐승을 벗하여 아름다운 글을 다듬고 있습니다. 이것은 마치 어두운 그믐밤에 아름다운 용(龍)이 무늬를 펼치고, 깊은 연못에 푸른 옥을 잠기게 하며, 한여름에 굴 속에 들어가 웅크리고, 화창한 봄날에 꽃을 감추는 것과도 같습니다.

아무리 선생께서 드리운 휘장가에서 깊은 생각에 잠기고, 붓끝이 닳도록 글재주를 펼친다 해도, 또 천지 이전의 아득한 신비를 기리어 만물의 근원을 밝히시고, 기쁜 얼굴로 말씀하시면 나무인형도 빙긋이 웃으며, 슬프게 말하면 우상(偶像)까지도 얼굴을 찡그리며 눈물을 흘리고, 가벼운 것을 누르면 기러기 털이라 할지라도 약수(弱水)[3]에 잠기며, 무거운 것은 들어올리면 비록 옥돌이라도 물에 가볍게 뜨고,[4] 같은 종류의 것을 분리하면 간과 쓸개처럼 가까이 있는 것도 북극과 남극만큼 떨어지게 할 수 있고, 또 서로 다른 것을 합친다면 각각의 모든 차별을 하나로 조화시키며,[5] 엄하게 논하시면 봄날에도 가을 서리가 내리는 듯하고, 온화한 말을 하면 얼음이 서린 나뭇가지에도 꽃이 피며, 또 높은 곳을 부시면 하늘 높이 치솟은 산봉우리라도 금방 내려앉을 것 같고, 낮은 것을 들어올리면 연못의 물도 하늘로 치솟으며, 깨끗한 것일지라도 흠집을 내면 야광주도 어둡게 되고, 흐린 것을 구하려 하면 황하의 물이라도 맑게 할 수 있으시며…… 이런 정도의 재능을 가지셨다 해도, 만약 만민에게 은혜를 베풀지 않고 나라에 큰 공을 세우시지 못한다면, 그 이름은 아침 이슬처럼 사라져버릴 것이며, 몸은 하루살이처럼 허무하게 떠나고 말 것입니다.

성인이라도 숭고하게 생각하는 자리를 소홀히 여기시고, 물이 한번 흘러가면 다시 돌아올 수 없듯이, 인생도 늙어지면 다시 젊어질 수 없음을 후회하게 되는 이치를 잊고 계시는 것입니까? 나는 선생을 찬성하며 가만히 보고만 있을 수는 없습니다.

들은 바에 의하면 가장 큰 것은 천지이고 그 다음이 군신이라 합니다. 옛날 성인들은 언제나 세상 돌아가는 것을 생각하고 백성을 다스리는 도를 행하고자 하며, 석 달만 군주를 보지 못해도 마음이 불안하여 어쩔 줄을 몰랐다 합니다. 오늘의 군주가 요(堯) 임금이나 순(舜) 임금처럼 성왕으로 받들지 못함을 부끄러워하며, 집집마다 착한 백성이 없음을 민망하게 생각했던 것이지요.

그러므로 어떤 사람은 요리사의 신분에서 나라를 위해 일어났고,[6] 어떤 사람은 기르던 소의 뿔을 두들기면서 노래를 불러 임금의 마음을 샀습니다.[7] 반드시 포차(蒲車)의 영접을 받고서야 비로소 움직이는 것도 아니며, 또한 성왕의 출현을 기다려서 비로소 몸을 일으킨 것도 아니었습니다.

땅 속에 잠기거나 하늘에 오르는 것이 모두 세상 형편에 따라야 될 것입니다. 관리로 나갈 때면 입신출세의 이익을 받으며, 또 물러날 때는 내를 건너려는 어린 여우가 꼬리를 적시는 재앙을 면하고 현명하게 처신하여 스스로 몸을 보호하며, 교화를 널리 펴서 세속을 구하려고 합니다. 사람들이 향기로운 바람에 나부끼고 마음을 씻어내는 모습은 마치 깨끗한 거울에 그 모습을 담고 방형(方形)과 원형이 곱자와 갑자에 따르는 것과 같습니다. 이것이야말로 공훈이 하늘에 이르고 은혜가 천하에 미치는 것입니다.

저 요 임금이 하늘에 버금하는 혁혁한 공을 세운 것도,

순 임금이 경건한 마음으로 천하를 다스린 것도, 주(周)의 문왕이 천하의 3분의 2의 땅을 차지하고 있었으면서 은(殷) 나라를 공손히 섬긴 것도, 무왕(武王)이 혁명의 깃발을 휘두른 것도, 제(齊)나라 환공이나 진(晋)나라 문공이 천하를 통일한 일도, 한(漢)나라 고조(高祖)가 천명을 받은 것도, 모두가 어진 사람을 초빙하여 날개로 삼고, 배를 모는 길잡이로 삼았기 때문입니다.

만약, 천하를 넘겨주겠다는 말을 듣고 귀를 씻어버린 높은 선비(許由의 일)가 밭이나 가는 신분이 된다면 성왕의 정치는 결코 이루어질 수도 없으며, 영명한 군주의 위대한 업적은 나타날 수 없고, 밝은 임금과 어진 신하를 기리는 송가 같은 것은 들릴 리 없으며, 하늘의 벼리도 펼쳐질 수 없을 것입니다.

그러므로 기량을 지니고 있는 사람은 '궁하면 변하고, 변하면 통한다'[8]하여 시세에 따르는 곳에 그 묘미가 있는 것입니다. 뛰어난 사람은 기묘한 책략으로 어지러운 세상을 바로 잡는 데에 그 가치가 있습니다.

그런데 만약 해와 달이 구름 위에 빛을 감춘다면 하늘을 밝게 비칠 수 없으며, 사나운 범이라도 이빨을 감추고 발톱을 오무리면 그 또한 적을 덮치는 힘을 발휘할 수 없습니다. 태아(太阿)[9]의 검일지라도 칼날을 눕히고 휘두른다면 쇠를 끊는 날카로움은 볼 수가 없습니다. 아무리 천리마라고 해도 마굿간에 틀어박혀 달리지 않는다면 바람처럼 빠른 모습은 볼 수가 없습니다. 또 입을 다물고 있으면 자공(子貢)의 변설(弁舌)이라 해도 벙어리와 같고, 눈을 감고 있다면 눈이 밝기로 유명한 이주(離朱)[10]라 한들 장님과 다를 것이 없을 것입니다.

　선생께서는 자신만을 깨끗이 할 뿐 세상의 어지러움은 못 본 체하고 계십니다. 스스로 만족할 뿐, 군주의 마음을 편안하게 하는 도리를 잊고 계십니다. 그러나 살아 있는 동안에는 올가미에 걸릴 위험이 없다고는 할 수 없으며, 죽은 후에라도 불후(不朽)의 명성은 남지 않을 것입니다. 선생님의 이러한 태도에는 어리석은 사람이라 할지라도 분개의 빛을 나타낼 것입니다. 하물며 대아(大雅)의 군주가 볼 때 어찌 무심하겠습니까!

　대저 먹줄을 퉁기면 나무도 곧게 되고, 바른 것이 나아가면 그릇된 것은 물러가기 마련입니다. 순(舜)이 천자로 발탁되자 사흉(四凶)[11]은 죽음을 당했고, 공자가 사구(司寇)에 임명되자 세상을 현혹시켰던 소정묘(少正卯)[12]는 목이 달아났습니다. 그것은 마치 천둥이 치면 크고 작은 북소리가 들리지 않고, 아침 해가 떠오르면 반딧불이나 촛불이 빛을 잃어버리는 것과 같습니다.

　아무리 편작(扁鵲)과 같은 명의라고 하더라도 금방 죽어가는 환자의 중병을 고쳐주지 않는다면 그 절묘한 의술도 신용하지 않습니다. 비록 빼어난 기량을 지니고 있다 할지라도 세상의 어지러움을 바로잡지 않으면 알려지지 않습니다. 물에 빠져 죽어가는 사람을 팔짱을 끼고 지켜 보는 것은 소백(召伯)과 같은 어진 이[13]로 할 일이 아닙니다. 훌륭한 도를 품고 있으면서도 나라 안을 헤매는 것은 결코 개혁자로서의 태도가 못 될 것입니다.

만일 명협(蓂莢)¹⁴⁾이 피어나는 요 임금의 세상, 동편 산언덕에서 봉황이 우는 소리가 잦고, 교외에 기린이 쭈구리고 앉으며, 들판에 연리수(蓮理樹)¹⁵⁾가 숲을 이루는 시대, 그런가 하면 깃발들은 말아 내리고 병기들은 창고에 넣어 사용하지 않는, 그런 시절이 될 때까지 기다린다고 하면, 그 때는 범예(范蠡)¹⁶⁾라 할지라도 "이미 할 일이 없으니 떠나겠습니다"하고 물러갈 것입니다. 누가 구태여 야에 묻힌 사람을 끌어내려고 서둘겠습니까!

 간절히 원하옵건대, 더 이상 미혹 속에서 방황하시지 말고 이제는 돌아와주시기 바랍니다."

 이때 회빙 선생은 조용히 고개를 들어 시선을 멀리 돌리고 하늘가 저편의 신비로운 세계에 마음을 빼앗기고 있었다. 그 모습은 마치 옆에 사람이 있다는 것조차도 잊은 것 같다. 이윽고 고개를 수그린 채 말했다.

 "오오 무슨 말을 하는 건가? 내가 듣기로는 지인(至人)은 작위(作爲)를 행하지 않는다. 마음을 천지의 혼동 속에서 우주의 신비를 쫓고 있기 때문에 모든 것을 자연에 맡긴다. 관록이나 이익 등에 마음을 쓰지 않기 때문에 남에게 모욕을 당할 일이 없다. 위태로운 세파에 급급하지 않으므로 함정에 빠질 염려도 없다. 명아주나 콩잎으로도 넉넉한 생활은 못 되지만, 마음은 언제나 일 장 사방에 차려놓은 성찬을 대하는 것보다도 훨씬 풍요롭다. 몸은 비록 평민의 신분이지만 마음은 왕후(王侯)¹⁷⁾보다도 더 즐겁다.

의료(宜僚)[18]의 집처럼 보잘 것 없는 곳에서 자고, 단간목(段干木)[19]처럼 두문불출하고, 장주(莊周)나 노래자(老萊子)와 같은 사람과 벗하여 초라한 거리에서 살아 가고 있는 것을 만족해 한다. 산처럼 굳은 의지로 버리고 서서 세상과 타협하고 싶은 생각은 털끝만큼도 없다. 욕심이 많으면 마음이 탁해지는 법, 어찌 세상의 속무에 말려들 것인가.

높은 자리에 오르면 근심도 그만큼 많아질 것인즉 세상의 명리에 등을 돌리고 남의 의혹을 살 필요는 없다. 비록 작위(爵位) 같은 것은 없다 해도 귀하며, 재물 따위는 없다 해도 마음은 언제나 부자다. 구름 위를 날으는 대붕을 벗하여 높이 날기 때문에 썩은 쥐에[20] 끌려서 날개를 오무리려고는 않는다. 진번(陳蕃)과 두무(竇武)[21]의 모험을 엄격히 경계하고 있으므로 한 사발 음식과 한 잔의 술로 즐거운 것을 구태여 바꿔보려고 하지는 않는다.

그런데 천지는 유구하지만 인생은 잠깐 동안이다. 백마가 문틈을 스쳐가듯 짧은 인생을 무궁한 순간에 의탁한다. 유성이 지나치고 화살이 날아가는 것과도 유사한 순간인 것이다. 나는 이러한 순간을 한가로이 즐기며 지내고 싶다. 어찌하여 밖으로부터의 유혹에 내 몸을 괴롭힐 것인가?

대저 봉황은 망에 걸리지 않고 기린은 함정에 빠지지 않을 방법을 알고 있건만 속세의 인간들은 한결같이 목숨을 바치는 일에 조금도 인색하지 않은 것 같다.

요리(要離)[22]는 공을 세우고자 집안을 망치고, 기신(紀信)[23]은 초(楚)를 속이다가 불에 타 죽었고, 진고(陳賈)는 아우의 무죄를 증명하려다 목을 내놓았고, 자로(子路)는 임금을 위하여 목숨을 던져 소금물에 시체가 잠겨졌다.[24] 또 문지기를 하던 후영(侯嬴)은 자살로서 신능군(信陵君)을 격려했으며,[25] 섭정(攝政)은 엄중자(嚴仲子)의 은혜에 감복하여 중자의 원수를 치다가 참살당했고,[26] 형가(荊軻)는 왼쪽 다리를 끊기면서도 연(燕)을 위하여 원수를 갚으려 했고,[27] 반어기(樊於期)는 진(秦)나라에 대한 비분 때문에 기꺼이 자기 목을 내주었다.[28]

이런 행동은 모두가 미치고 어리석은 사람들이나 할 일이지 결코 지혜있는 사람이라면 하지 않는다.

대저 녹이 후하면 그만큼 책임도 무겁고, 작위가 높아지면 역시 근심도 그만큼 많아진다. 그러므로 장자(莊子)는 복수(濮水)의 강물에 낚싯줄을 드리운 채 초(楚)의 대신이 되어달라는 권유를 뿌리쳤다. 백성자고(伯成子高)는 제후의 자리를 버리고 괭이를 잡고 밭을 갈았다.[29] 또 양열(羊說)은 도살장에서 일하는 생활로 만족해 하였으며,[30] 양주(楊朱)는 천하를 구하기 위해서 머리카락 하나만 달라고 할지라도 주지 않을 것이라 했다.

요행을 구하는 무리들은 세상의 이치와 선과 악에 대하여 어둡기 때문에 자기가 앉을 나무를 선택하는 일이 없이 아무 데나 앉으며, 벼슬자리라면 시세에 상관없이 오르려 한다. 지나친 행위를 하면 남에게 미움을 산다는 것도 돌아보지 않고 출세만 탐한다. 감당할 수 없는 일은 실패하고 만다는 것을 헤아려 보지도 않고 무조건 임무를 맡으려 한다. 자신의 출세욕을 논할 때면 옛 성인인 이윤(伊尹)이나 주공(周公) 같은 이를 끌어내어, 세상의 위란을 구하기 위한 것이라고 거창하게 떠들어댄다.
'그런 사람들은 용이 높이 오른 후 후회한다는 것을 거울 삼아 말해 준다 해도 알아들을 이가 없을 뿐만 아니라 무거운 짐을 이기지 못하여 금방 쓰러질 위험도 시치미를 떼고 모른 체하며, 강 밑에 용이 졸고 있는 틈을 타서 턱 밑의 여의주를 훔치려는 모험을 무릅쓰고, 능력도 없으면서 분에 넘치게 받는 총애를 믿고 재앙에 걸리지 않을 것을 기대한다. 일시의 평안을 믿고 반드시 찾아올 위험을 무시하며, 하루아침밖에 살 수 없는 조균(朝菌)과 같은 목숨으로 수천 년이 지나야 꽃이 핀다는 대춘(大椿)의 수명을 바란다.

이것은 엷은 얼음 위에 서서 여름날의 태양을 기다리거나 썩은 나뭇가지 위에 올라가 강풍이 불기를 기다리는 것이나 같은 것이다. 또 못 속의 물고기가 맛있는 냄새가 풍겨 오는 미끼에 끌리고 들녘의 꿩이 독이 묻은 낱알을 삼키는가 하면, 썩은 고기로 주린 배를 채우고 독이 섞인 술로 목을 축이는 것이나 다를 것이 없다.

옛날 기자(箕子)는 은(殷)나라 주왕이 상아로 젓가락을 만든 것을 보고 눈물을 흘렸고, 공자는 인형을 장사지낸다는 말을 듣고 길게 탄식했다. 적은 일을 보고도 일어나는 현상을 예측하고, 처음을 보면 그 종말을 예견할 수 있었기 때문이다.

한편 어리석은 자는 올가미를 밟고도 그것을 깨닫지 못한다. 앞일을 내다보는 것이 얼마나 어려운 것이며, 이익만을 쫓는 욕심이 얼마나 고치기 어려운 병이던가?

주(周)나라 성왕은 비록 어질기는 했으나 주공(周公)에 대한 유언비언을 믿었고, 주공은 성인이었지만 남쪽 초(楚)나라로 달아나지 않을 수 없었다.[31] 주공은 '치효(鴟梟)의 시'를 빌어 그 슬픔을 나타냈고, 금박의 유언서에 의하여 겨우 죄명만을 면하게 되었다.[32]

더욱이 잘못을 뉘우치는 군주는 어느 시대나 흔하지 않았고 반대로 군주의 마음을 상하게 할 나쁜 악담은 어느 시대든 없었던 때가 없었다. 주공의 덕에 하늘이 감복하여 거센 바람을 일게 하고, 쓰러진 벼를 일으킨 일이 없었더라면, 또 주공의 유언서에 "신이여! 형 무왕의 병을 낮게 하여 주옵소서. 그리하신다면 여기 들고 있는 구슬을 모두 바치겠습니다. 무왕보다는 제가 다재다능하오니 대신 내 목숨을 가지고 가소서"라고 쓰인 글이 발견되지 않았던들 아무리 오해를 탄식할지라도 그는 어쩔 수 없게 되었을 것이다.

아교나 칠로 붙인 물건이라도 물 속에 오랫동안 담가두면 그 견고함은 풀어져서 산산히 흩어져버린다. 비록 골육간이라도 나쁜 소문이 자주 들리면 서로 반목하고 만다. 티끌이나 깃털 같은 가벼운 물건이라 해도 그것이 쌓이면 배를 침몰시킬 수 있고 수레도 부러뜨릴 수 있다. '저자거리에 범이 나타났다!'고 하는 헛소문도 세 사람의 입에서만 전해져도 참말로 곧이 듣고 만다.

강충(江充)이란 사람은 신분이 낮은 무제의 일개 부하에 지나지 않았다. 무제와 가까운 관계라면 황태자를 따를 수는 없는 일이지만, 강충이 "황태자는 황제를 저주하고 있습니다"고 무고한 후 어좌 밑에서 바늘에 찔린 인형을 찾아냄으로써 무제(武帝) 부자간의 은혜는 허물어지고 말았다. 백기(伯奇)는 부자간의 정리는 계모보다 월등했지만, 계모의 "소매 속에 벌을 잡아달라"는 속임수에 걸려들어 결국 골육의 정은 깨지고 말았다. 골육의 정도 그렇거든 하물며 남남 사이야 어찌 자신을 보장할 것인가.

그러므로 애석하게도 오자서(伍子胥)[33]는 충성과 의리를 품고 있었으면서 시체를 강물에 띄워야 했고, 백기(白起)[34]는 정의로운 사람이면서도 자살을 하지 않을 수 없었다. 해오라기를 까마귀로 우기는 참언의 위력에는 맑은 거울조차 두려움에 떨고 아무리 능숙한 장인이라 해도 현혹되지 않을 수 없었다.

한편 잔재주를 부려서 남의 꽁무니나 따라다니려는 사람들을 다스리고 자기 혼자만의 정의(正義)를 방패로 삼아 세론의 잘못을 탄핵하려고 한다면, 먼저 다음과 같은 사실을 명심해야 할 것이다.

즉, 쇠붙이는 나무에 이긴다고 해도 송곳이나 끌 같은 것으로 등림(鄧林)[35]의 수풀을 벌목할 수는 없으며, 물이 불을 이길 수 있다 해도 한 홉 또는 한 되의 물로 산불을 끌 수는 없으며, 또 한 치의 아교로 황하(黃河)의 흐린 물을 맑게 할 수는 없고, 한 자 높이의 물로 소구(蕭丘)[36]가 내뿜는 화기를 없앨 수는 없다.

그러므로 몸과 이름을 다 함께 안전하게 보존할 수 있는 사람은 매우 드물고, 처음에는 웃어도 나중에는 울고 마는 사람이 많다. 끝까지 올라간 후의 후회는 두려운 것이지만,

그렇다고 명예욕은 여전히 사라지지 않는다. 수치를 당하는 일은 싫지만, 그렇다고 남을 밀어내고 마음대로 부리고 싶은 마음은 가시지 않는다. 이것은 마치 습기를 싫어하면서 깊은 못에서 헤엄을 치고, 그림자를 미워하면서도 그늘에 들어가지 않으며, 또 침수를 막기 위하여 배 밑에 구멍을 내고, 물이 끓는 것을 멈추게 하기 위하여 불을 지피는 것과 같다는 것이다.

　우리들 칠 척의 몸은 부모님들로부터 받은 것이다. 받을 때는 온전한 몸으로 있던 것을 그대로 지니지 못하고 상한 몸으로 되돌려 줄 수는 없다. 인간의 마음은 스스로 자제할 수 있는 것이다. 흐리멍텅하게 방심해서는 안 된다. 몸소 밭을 갈아 밥을 먹고 우물을 파서 그 물을 마시며, 비록 짧은 옷일지라도 스스로 짜서 입으며, 쑥대의 오막살이라도 지어서 찬 이슬과 눈비를 가리며, 때로는 거문고를 타며 노래도 부르고, 또 호흡운동을 하여 수명을 늘이고, 서적을 벗하여 생각을 붓끝에 실어 본다. 그러면서 가난을 만족스럽게 여기고 몸이 끝나는 날을 조용히 기다린다. 훌륭한 도덕을 갖추고 있으면 그것이 곧 신분이 높은 것이다. '수후(隋候)의 구슬'을 가지고 새를 잡는 탄환으로 사용하는 것은 지혜있는 사람이 할 일이 아니다. 반드시 권력을 얻어야 비로소 위대한 것이 되고, 높은 봉록을 받게 되어야 비로소 배가 부른 것은 아닌 것이다.

　그러므로 가난 속에서 마음이 편한 자는 재산이 많지 않은 것을 오히려 부(富)라고 생각하며, 낮은 신분에 만족하는 사람은 벼슬에 오르지 않는 것을 명예로 보는 것이다.

저 관령(管寧)[37] 같은 사람은 바다 위에 떠서 그 마음을 깨끗이 닦았고, 호서(胡昭)[38]는 벼슬을 하지 않고 밭을 가는 생활에 만족했다. 관룡봉(關龍逢)이나 비간(比干)[39] 등은 덕이 높은 것이 죄가 되었고, 한신(韓信)이나 경포(黥布)[40] 등은 공로가 지나쳐서 도리어 형벌을 받은 바 되었다.

봉황이 머무는 데는 가지 하나면 족하며, 반드시 울창한 숲이 필요한 것은 아니다. 용이 비늘을 띄우기 위해서라면 웅덩이 하나면 충분하며, 창해가 아니라도 좋다. 명아주나 콩잎이라도 여덟 가지 맛있는 음식보다도 마음에 든다. 차가운 샘물이라도 미주보다 훨씬 맛이 나며, 풀잎으로 엮어 만든 신발이라도 귀족들이 신는 화려한 신발보다 아름답다. 온포(縕袍)는 천자가 입는 곤룡포(袞龍袍)보다도 훨씬 고와 보인다. 동나무 지팡이는 큰 도끼가 달린 지팡이[41]보다도 훨씬 경쾌하다. 가볍게 흔들리는 나뭇가지의 음향은 관현악의 협주보다도 즐겁다. 갈대 지붕은 빨간 대문집 창보다도 사뭇 아름답기만 하다. 통나무로 된 서까레는 조각으로 새겨진 기둥보다도 아취가 있다. 높은 봉우리에 올라 그곳을 망대로 삼고 바위의 추녀를 지붕으로 하여 아름다운 저택처럼 생각한다. 시편과 문장을 쌓아 놓고 큰 곡간으로 삼고, 청담(淸談—일종의 철학적 논쟁)을 금이나 옥보다도 더 진귀한 보물로 여긴다. 소인들이 바라는 일들은 버리고 비천한 사람들이 하고자 하는 것은 눈도 돌아보지 않는다. 학이 우는 언덕을 즐기면서 기뻐하고 천박한 지혜를 버리고 속계와 이별을 고한다. 마치 자벌레처럼(내일의 도약을 위해) 몸을 구부리며, 재능을 감추고 소박한 생활을 지키며,

세상살이에 서툴고 변설 또한 능하지 못한 태도를 보이며 멈출 곳을 알고, 만족할 줄도 안다.

그러고 난 후 비로소 지초(芝草)를 깨물고, 풍운을 타고, 몸을 햇볕에 쬐고, 날개를 펴서 허공을 난다. 우러러보고는 오동나무 위에 머물며, 굽어보고 현주(玄洲)로 날아간다. 재갈을 물고 고삐에 묶인 채 구유에 머리를 늘어뜨린 말과, 자수로 수놓은 천을 걸치고 마침내 희생물이 되고 말 소는 어느 쪽이 더 나은가?"

부세공자가 말했다.

"한번 조정에 들어가면 물러나려고 하지 않는 사람을 가리켜 '총애에 탐닉하여 물러날 것을 잊는다'라고 말합니다. 관계를 떠나서 다시 돌아오지 않는 사람을 가리켜 '의리가 없으니 섬기지 않는다'라고 말하곤 합니다.

그러므로 달인은 몸을 자신의 소유물로는 생각하지 않고 돌아가는 운세에 맡기고 처신합니다. 출처진퇴는 반드시 고정되어 있는 것이 아니고, 그쳐야 할 때면 그치고 나아가야 할 때는 나아갑니다.

천자로부터 내리는 하사품이 충신의 집에 쌓이고 궁전 뜰 안에 손님을 맞이하는 휘황찬란한 불빛이 비치는 때는 어진 사람이 나오는 때로 용이 하늘에 오르는 것처럼 성천자를 뵈옵고자 찾아옵니다. 만약 말세가 되어 참언이 득세하는 때라면 대문 밖 출입을 삼가하고 입을 다문 채 잠복하는 것이 좋을 것입니다. 용이 되어 하늘로 오르거나 봉황의 날개를 접어두는 일은 그때의 시세에 따라 행할 일입니다.

옛 사람들은, 혹은 나라가 어지러움을 피하여 벼슬자리에 오르지 않았고, 혹은 상대방의 얼굴빛만 보고도 돌아서버렸습니다. 무산(巫山-선녀가 사는 산)이 돌연 불을 뿜어내고(폭군의 진노), 지초(芝草-현인을 의미함)와 애초(艾草-소인을 의미함)가 함께 타버리지 않을까 두려워했기 때문이었습니다.

그러나 지금은 성천자께서 다스리시어 온 천하가 태평합니다. 그 인자함은 서민들에게 고루 미치고 은혜의 바람은 멀리까지 불어대고 있습니다. 천자의 위엄은 귀방(鬼方-〈역〉에 보이는 이족의 나라)까지 진압하고, 은택은 변경의 땅에까지 두루 입고 있습니다. 성덕은 대지처럼 만물을 감싸안으며, 창천(蒼天)과도 같이 만물을 어루만지고 있습니다. 그 교화(敎化)는 구름과 비처럼 널리 베풀어지고, 그 은혜는 천지의 기운처럼 무한하게 솟아오르고 있습니다. 사방의 문을 활짝 열어 놓고 정중하게 어진 이를 초빙하고, 군주 또한 영매하여 나라는 잘 다스려지고 있습니다. 이것이야말로 천년에도 드문, 개벽(開闢) 이래 한 번 있을까 말까 하는 좋은 기회입니다.

그런데 선생께서는 고목처럼 은자의 경지를 흠모하고 계시지만, 저 광견화사(狂狷華士)[42]의 위험이나 마음의 수양만을 힘쓰다가 호랑이에게 먹혀버리고 말았던 단표(單豹)[43]의 일을 잊고 계신 듯합니다.

이것은 마치 내를 건너가다가 물에 빠져 죽은 사람을 보고 배를 타기만 하면 누구든지 죽게 된다고 생각하거나, 흉악한 모반을 기도한 상신(商信)⁴⁴⁾의 소식을 듣고 태자가 되는 사람은 모조리 살해당할 것이라고 생각하는 것과 다를 바 없습니다."

회빙 선생이 말했다.

"당대의 교화가 잘 이루어지고 있는 것은 과연 그대의 말대로이다. 그러나 인간이 출처진퇴하는 데는 각기 품고 있는 생각이 다르다. 그러므로 요순(堯舜)이 나라를 다스리던 시대에도 기산(箕山-허유가 은거)이나 영천(潁川-허유가 귀를 씻고 소부가 소를 끌고 돌아감)에 숨어서 은거한 분이 있었고, 하(夏)의 우(禹) 임금이 치세했을 때도 쟁기를 잡고 밭갈이하는 사람(石戶의 농부)이 살았다. 이것으로 본다면 벼슬에 오르지 않은 것은 관리 생활의 위험 때문만은 아닌 것이다. 각기 그 사람의 생활신조에 따라서 편한 방법을 택했을 뿐이다.

「왕후에게 종사하지 않고 그 뜻을 고상하게 한다」라고 《역(易)》의 효사(爻辭)에도 있지만, 아무리 미천한 사람이라고 해도 그것을 모르는 이는 없다. 연능계자(延陵季子)가 왕위를 물려 받았지만 그 자리에 나서지 않은 것은 공자까지도 찬양한 일이다.

내가 산과 들을 거닐고 물가 등에서 은거하고 있는 것은 결코 다른 까닭이 있어서가 아니다. 나의 기량이 정치하는 일에 맞지 않기 때문이다. 더욱이 우수한 선비가 구름처럼 일어나고, 비늘처럼 모여들어서, 조정에는 능력있는 문무의 신하가 가득하다. 만사는 이미 태평을 이루고 있지 않은가.

그러므로 해와 달의 휘황한 불빛 아래에서 반딧불을 밝히고, 큰 종 옆에서 깨어진 자배기나 기와 조각을 두들기며, 살얼음 속에 부채를 꺼내고, 한여름에 털옷이나 화로를 자랑하는 따위의 일은 하고 싶지 않다.

만일 경서를 읽고 저술이라도 할 수 있다면 마음도 즐겁지만, 세상을 교화하는 데 조금은 도움이 되지 않겠는가. 그렇지 않고 힘에 겨운 일을 억지로 맡으면 필경 엎어져서 꾸지람만 듣고 말 것이고, 내를 건너가다 꼬리를 적신 여우새끼처럼 후회막급이 될 것이다. 그러므로 능력이 있는 일에 힘쓰고 능력이 닿지 않는 일이면 고개를 돌리는 것이다.

내 비록 나라일을 맡고, 전장에 나가 공로를 세우지는 못한다 해도, 후생들을 바르게 지도하고 도를 넓힌다면, 이 또한 자손만대를 위한 교육이 될 것이다. 방법은 다르다 해도 목표는 같을 것인즉 나라에 유해한 인간이라 할 수는 없을 것이다. 힘은 없지만, 한 가지만은 꼭 완성할 결심이다. 굳이 허유(許由)하고 어깨를 나란히 할 생각은 없다. 성천자께서도 만일 이와 같은 나를 관대하게 헤아려 주신다면, 요 임금 같은 어심(御心)을 베푸는 것이 된다. 그것도 좋은 일이 아니려가."

부세공자가 망연자실하고 숙연히 얼굴을 고치며 말했다.
"선생님은 바른 말을 세워서 교화를 도우시고 문장으로 간악함을 물리치시는 분입니다. 조용한 마음가짐으로 서로 다투려는 악습을 누르시고 학문을 일으켜서 끊어지려는 성인의 말씀을 구원하고 있습니다. 출사하는 사람이 없다면 누가 군신의 의를 수행하겠습니까. 또 은거하시는 사람이 없다면 누가 자라는 어린 싹을 가르치겠습니까? 보천솔토(普天率土)⁴⁵⁾인즉 누가 임금의 신민이 아니겠습니까? 반드시 의관속대(衣冠束帶)에 홀을 든 사람만이 올바르고, 사립문에 청빈을 즐기는 사람만이 틀렸다고는 말할 수 없습니다. 운몽(雲夢)⁴⁶⁾에서 길을 잃은 사람들은 반드시 나침반에 의하여 길을 알아내고, 망망한 바다를 항해하다 길을 잃은 사람들은 북극성을 쳐다보고 돌아갈 길을 찾아냅니다.
이제 선생님의 가르침을 듣고 저의 아둔함을 깨달았습니다. 소인도 의관을 버리고, 비재(非才)를 채찍질하여 선생님의 자취를 흠모하고 싶습니다. 넓으신 마음으로 헤아리어 제자로 거두어 주시기 바라옵니다. 재질이 워낙 모자라오니, 심한 선택의 시련을 거치지 않게 해주시기를 간절히 바랍니다."

■ 譯註

　주1. 팔석을 먹는다.

　《장자》소요편에, 선인은 바람과 이슬을 마시고 산다 했다. 팔석은 주사, 유황, 운모 등 선약의 재료.

　주2. 백락.

　백락(伯樂)은 원래 천마(天馬)를 주관하던 별이름(《石氏星經》). 인명으로 백락은 옛날 말을 잘 다루던 사람.

　주3. 약수.

　곤륜산(崑崙山)을 흐르는 강.

　주4. ～ 가볍게 뜨고,

　변론의 억양 기술을 예로 한 것.

　주5. ～ 조화시키며,

　변증적 기술의 예.

　주6. ～ 일어났고,

　은(殷)의 이윤(伊尹)은 요리사의 신분에서 나라의 재상이 되었다.

　주7. ～ 마음을 샀습니다.

　제(齊)나라 영척(寧戚).

　주8. 궁하면 변하고, 변하면 통한다.

　《易》계사 하(繫辭下).

　주9. 태아(太阿).

　초 왕(楚王)의 명에 의하여 풍호자(風湖子)가 만든 제개의 명검 중 하나. 다른 두 검은 용천(龍泉)과 상시(上市).

　주10. 이주(離朱).

옛날의 매우 눈이 밝았다는 사람의 이름(《孟子》離婁上).

주11. 사흉.

순(舜) 임금 때의 네 명의 악인. 공공(共工), 관도(驩兜), 삼묘(三苗), 곤(鯀) 등이다.

주12. 소정묘.

노(魯)나라 사람으로, 유언비어를 퍼뜨려 세상을 현혹시킴.

주13. ～ 어진 이

원문은 「勿踐之仁」인데, 簡注에 따라서 勿剪의 가차로서 역했다. 소공은 주공(周公)과 함께 천하를 다스린 사람.

주14. 명협.

원문은 「占日之草」인데, 하루의 변천에 대하여 점을 치는 풀이라는 의미로 명협(蓂莢)이라고 한다. 요(堯) 임금 때는 상서로운 풀로 나타났다 하며, 한 달 중에서 15일 이전은 매일 한 잎씩 피었다가 15일 이후가 되면 매일 한 잎씩 떨어진다고 한다.

주15. ～ 연리수

봉황(鳳凰), 기린(麒麟), 연리수(蓮理樹) 등은 모두 태평의 조짐.

주16. 범예.

월(越)나라 임금 구천(句踐)의 모신. 퇴관하고 상인이 됨.

주17. 왕후(王候).

원문은 「有土」로 되어 있는데, 잘못된 것으로, 고쳐 해석했다.

주18. 의료(宜僚).

옛날의 협객. 시장 남쪽에서 은거.《莊子》則陽.

주19. 단간목(段干木).

위(魏)의 은자. 문공은 그 집 앞을 지날 때면 문 앞에서 절을 했다고 한다.

주20. 썩은 쥐.

이익이나 봉록을 카리킨 말(《莊子》秋水).

주21. 진번(陳蕃), 두무(竇武).

두 사람 모두 후한의 명신. 환관(宦官)을 타도하려다 실패했다.

주22. 요리(要離).

오(吳)나라 함려(闔閭)를 위하여 경기(慶忌)를 죽이려 했으나 실패했다(《呂氏春秋》忠廉篇).

주23. 기신(紀信).

패공(沛公)이 초(楚)의 항우(項羽)에게 포위당했을 때 기신은 패공을 가장하여 공을 도망하도록 하고 자기가 대신 체포된 충신(《史記》項羽本紀).

주24. ~ 잠겨졌다.

위(衛)의 공회(孔悝)가 구데타를 일으켰을 때 자로는 항거하다가 죽었다(《左傳》哀公十五年).

주25 ~ 격려했으며

한단(邯鄲)을 구할 묘책을 말하고 후영은 자살하여 신능군(信陵君)을 격려했다(《史記》申陵君傳).

주26. ~ 참살당했고

섭정은 엄중자를 위하여 한(韓)의 대신 협루(俠累)를 죽이고 자살했다(《史記》刺客傳).

주27. ~ 갚으려 했고

형가는 연(燕)의 태자를 위해 시황을 죽이려다 실패했다(《史記》자객편).

주28. ~ 내주었다.

번어기는 진(秦)의 장군. 시황제에게 모반하여 연(燕)으로 달아났으나, 형가가 시황제를 죽이려 하므로 형가에게 목숨을 바쳐 시황제가 형가를 환영토록 하였다(《史記》刺客傳).

주29. ~ 밭을 갈았다.

요(堯)의 제후였던 백성자고는 순, 우 시대가 되자 정사를 버리고 농부가 되었다(《莊子》天地).

주30. ~ 하였으며

양별은 초(楚)의 소왕이 망명중에 시종 그를 모셨다. 후에 왕이 복고하여 그에게 상을 내리려 했으나 본래의 도살업으로 돌아가 그것으로 만족했다(《莊子》讓王).

주31. ~ 없었다.

주공은 성왕(成王)의 숙부. 섭정으로 있었으나 관숙(管叔)과 채숙(蔡叔)이 주공은 정치에 야심을 갖고 있다고 선전하여 초로 망명했다.

주32. ~ 면하게 되었다.

주공의 사후, 대풍이 불어서 벼가 모두 넘어졌다. 이때에 성왕의 부왕인 무왕의 병을 신에게 기도했던 주공의 문장이 쇠로 봉한 상자(金縢)가 나와서 성왕은 눈물을 흘리며 주공을 제사했다(《書經》金縢篇).

주33. 오자서(伍子胥)

오자서는 오왕(吳王) 부차(夫差)의 충신.

주34. 백기(白起)

진(秦)의 명장.

주35. 등림(鄧林).

큰 산림의 이름. 고보(夸父)가 던진 지팡이에서 생겨났다고 한다.

주36. 소구.

남해 가운데에 있는, 언제나 불타고 있다는 섬.

주37. 관령.

삼국시대 위(魏)나라의 은거한 선비.

주38. 호서.

위(魏)의 은사.

주39. 비간.

관룡봉은 하걸(夏桀)의 신하로 간하다가 죽고, 비간은 은주(殷紂)를 간하다가 심장을 갈랐다.

주40. 한신, 경포.

한신과 경포는 모두 한(漢)나라 고조 때의 공신.

주41. 큰 도끼가 달린 지팡이.

옛날 왕후들이 그 지휘권을 상징하기 위하여 지팡이에 큰 도끼를 붙였다.

주42. 광견화사.

주나라에서 은둔생활을 하고 있었는데, 태공망(太公望)이 풍교(風敎)를 해친다고 하여 그를 사형에 처하였다.

주43. 단표(單豹).

마음의 수양에만 힘쓴 나머지 육체의 건강은 소홀이 했기 때문에 범에게 잡혀 먹혔다고 한다(《莊子》達生篇).

주44. 상신(商信).

초(楚)의 태자. 부왕인 성왕(成王)을 시해하였다(《左傳》文公元年).

주45. 보천솔토(普天率土).

《맹자》의, 넓고 넓은 하늘 아래 임금의 땅 아닌 것 없고, 끝없이 뻗친 땅에 임금의 신하가 아닌 사람은 없다.「普天之下莫非王土率土之濱莫非王臣」(率은 연속되는 육지. 濱은 한이 없는 것).

주46. 운몽(雲夢).

초(楚)의 칠택(七澤) 중의 하나로, 둘레가 9백 리나 되는 대산림의 이름(《司馬相如》上林賦).

권 2
(逸民)
일민

   일민(逸民)은 세속을 피해서 사는 사람을 말한다. 일명 은자(隱子) 또는 은군자(隱君子)라고 말하기도 한다.
   세속을 피하여 살아간다는 것은 어찌 보면 생각 이상으로 힘든 일이다. 욕심이 많은 사람은 말할 것도 없지만 세상에 큰 뜻을 품은 사람이라 해도 인적이 드문 산골짜기나 또는 물가에서 살아간다는 것은 견디기 어려운 일일 것이다. 어쩔 수 없이 고생과 고독을 겪어야 되기 때문이다. 그러나 아무리 외로운 산하에서 숨어 산다고는 해도 천지 만물의 신비를 터득하며 자연의 섭리에 순종하는 마음이 차면 결코 고독이나 욕망에 얽매이지는 않는다. 여기에 은자의 묘미가 있는 것이다.
   이러한 일민은 세속을 교화하는 일에 무심하지 않다. 아니 무심할 수 없다. 그것이 자연의 섭리이기 때문이다. 그러므로 일민은 인간사회에 대해서도 미래의 어린 백성을 참되고 바르게 교화하며 덕을 베풀려고 생각한다. 위정자가 현세의 사람들을 다스린다고 하면 일민은 미래의 사람들을 다스리려고 하는 것이다. 일민을 뜻하여 관직에 취임하지 않고 지내는 민간인이라 함은 바로 그런 의미에서 이해될 수 있다.

관인(官人)은 일민의 대칭적인 말이다. 관인과 일민은 그 생활방법이나 생각하는 방법이 각기 다르며 서로 대칭된다. 관인은 벼슬자리에 올라 천하를 다스리는 것을 귀한 것으로 생각하지만, 일민은 부득이한 경우를 빼고는 자기 능력에 맞는 일을 찾아 내일의 천하에 도움을 주는 것을 귀한 것으로 생각한다. 관인은 그 작위에 따라 사는 것을 당연한 보상이라고 하지만 일민은 쓸데없는 사치와 낭비를 싫어하고 평안 속에서 위험을, 성공 속에서 실패를 조용히 생각하며 검소한 생활을 철칙으로 삼는다.

본 편은 일민(逸民)이라는 주인공을 내세워 그에 반대 입장에 있는 관인(官人)과의 논쟁 속에서 독자의 판단을 기다린다. 남을 위해서 머리칼 한 올도 내줄 수 없다는 극단적인 속세 절연의 생각도 지나치지만, 공을 빙자하여 능력을 가늠하지 못하고 세속의 영화에 급급하는 관인의 행위는 '마음을 즐겁게 편하게 하나 고생을 싫다는' 인간의 정을 훨씬 넘어서 나라와 자신을 망치는 결과가 될 것이다.

무릇 사람은 부모의 은덕으로 세상에 태어난 것처럼 산림에 묻힌 은자라 하더라도 자신을 길러준 나라를 생각한다는 것은 너무도 당연하다. 다만 그 방법이 관인과 다를 뿐이다. 덕을 닦아서 세상을 정화하는 것이다. 한없이 치닫는 관인의 야망은 재능의 한계를 망각하고 겸허함을 오히려 유약한 것으로 인정하는 것이 당연한 것인지도 모른다. 즉, 군신의 의리마져 사라지고, 성인의 가르침이 땅에 떨어질 위험이 닥아온다. 이러한 위급한 상황을 일민이라도 가만히 보고 있을 수는 없으리라. 이와 같이 은자는 수신에서 교화를, 교화에서 정사에까지 자극제로써, 세상을 구제하려고 하는 것이다.

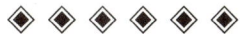

포박자가 말했다.
나는 지난 날 운대산(雲台山―사천성)을 유람하다가 일민(逸民)의 집에 들린 일이 있었는데, 그때 마침 한 관리가 그를 찾아 와서 우리는 서로 만나게 되었다.
관리가 이렇게 말했다.
"총명하신 천자께서 위에 계시면서 팔굉(八紘)[1]을 다스리시어 중화(中華)와 만족(蠻族)이 모두 하나가 되고 땅 위의 모든 나라들이 복종하고 있는 지금 선생께서는 옛날의 백성자고(伯成子高)의 자취를 본따라 뭇짐승들과 어울려 지내십니다. 그러나 시절이 가고 풍속이 변하면 세상을 위하여 일을 하시는 것도 그다지 괴로운 일은 아니라고 생각합니다. 그러므로 산 속에 살면서 나무 열매나 따서 먹고 세속의 유혹을 끊으며 속박에서 벗어나는 것은, 옛날 같으면 청빈하고 고상한 일이라고 말할지 모르오나, 오늘날은 그것을 도피라고밖에 볼 수 없습니다.
군자란 위험을 미연에 깨닫고 장래의 화근을 끊는 사람

이라고 합니다. 선생님이 사시는 방식은 마치 장의(張毅)가 외계의 욕망 때문에 가슴에 불이 붙어 죽은 예를 두려워하고 단표(段豹)의 위험을 무릅쓰는 것과 같습니다.

또 가득 차서 넘는 것을 두려워하고 먼 앞날을 생각한 나머지 가까이 있는 이단자의 재앙을 잊고 있는 것 같으며, 소 발자국 정도의 험한 길을 피하려다가 백인(百仞)의 골짜기 밑으로 떨어지고, 발이 젖을 정도의 진흙길을 피하다 뜻밖에 용광로 속으로 몸을 던지는 것을 깨닫지 못하는 것은 아닙니까?"

일민이 대답했다.

"도대체 병아리나 쥐 따위에 눈독을 들이고 있는 짐승은 추우(騶虞-어진 짐승. 생물은 먹지 않는다)의 기분을 알 리가 없다. 마당에 떨어진 쌀알이나 급급하는 새가 어찌 원란(鵷鸞-신조. 속계의 먹이는 안 먹음)의 깊은 뜻을 알겠는가.

그대가 나를 비웃는 것은 마치 초명(焦螟-모기 속눈썹에 사는 벌레)이 대붕을 보고 웃고, 하루아침밖에 살지 못하는 조균(朝菌)이 수천년을 사는 대춘(大椿)을 보고 이상히 여기며, 우물 속의 개구리가 자라가 들려준 바다 이야기를 의심하며, 물고기와 뱀이[2] 응룡(應龍-날개돋힌 뱀)을 보고 비웃는 것과 같다.

그대야말로 지위의 오르고 내림에 따라 웃고 웃는 자이다. 어찌 욕심없는 사람의 높은 뜻을 알 수 있겠는가! 나는 다행히도 성천자가 다스리는 세상에 태어났으니, 반드시 높은 선비의 뜻을 이을 수가 있을 것이다."

관리가 말했다.

"옛날 광견화사는 뜻이 달라 천자를 받들지 않고, 바닷가에 은거하였는데, 태공망(太公望)은 그를 사형에 처했습니다.[3] 당신이 숨어 사는 것도 위험한 일이 아닙니까?"

일민이 말했다.

"태공망은 용병술에는 뛰어났지만 나라의 정치에는 능력이 부족했다. 천지가 만물을 기르고, 큰 산과 큰 바다가 물이든 모래이든 무엇이나 받아들이는 것 등을 본받아서 어진 이를 칭송하고, 덕을 존중하며, 나아가 인재를 기를 줄 모르며, 사람을 사형에 처하기만 즐기고, 인의(仁義)를 닦지 못했다. 그러므로 그가 처음 제(齊)나라에 봉해졌을 때 이미 찬탈의 역사가 비롯되고 있었던 것이다. 주공은 태공망이 광견화사를 죽였다는 소식을 듣고, 머지않아 제나라의 운명은 다할 것이라고 내다 본 것이다.[4]

대저 공격과 수비는 그 양상이 다르다. 그 변화를 알고 방법을 강구하는 것이 현명하다. 그런데 태공망은 '큰 나라를 다스리려면 잔고기를 삶는 것같이 하라'는 방법을 모르고 무거운 짐을 끌고 먼 길을 가듯이 무리한 조치를 했다. 싸움터의 진법에나 통하는 방법으로 함부로 고결한 선비를 죽인 것이다. 이것은 마치 적의 칼날을 막는 데 사용되는 갑옷을 가지고 수영할 때 물에 뜨는 역할까지 기대하며, 달리는 짐승을 쏘는 방법을 갖고 움직이지 않는 과녁을 쏘려고 하는 것과 같은 것이다.

보통 새의 둥지라도 엎어버리면 봉황새는 모여들지 않으며, 물고기나 자라가 살고 있는 연못이라도 물을 걸르면 교룡은 슬퍼하며 멀리 날아가버린다. 새끼 밴 짐승을 가르면 기린은 교외에 머물지 않는다. 이와 같이 한 선비라도 무고하게 죽이면 영걸은 그 경내에 발을 붙이려 하지 않는다.

태공망은 창업에 즈음하여 후인들에게 보일 전통을 세우지 않으면 안 될 때에 가혹한 정치를 펴서 찬탈의 역적이 생기는 단서를 열었다. 그렇게 되면 우수한 신민을 나라 밖으로 쫓아내어 적에게 도움이 될 뿐이다.

죽은 말의 뼈를 오백 금으로 사들여 준마를 모은 왕과 은자가 사는 마을 문에 절을 함으로서 진(秦)나라 병사를 물리친 왕[5]을 비교하면 얼마나 큰 차이가 있겠는가! 그대는 태공망과 주공 중 어느 쪽이 더 좋다고 생각하는가?"

관인이 대답했다.

"모르겠습니다."

일민(逸民)이 말했다.

"주공은 대성인이다. 귀한 신분인데도 낮은 신분에게 고개를 숙였고, 찾아오는 손님이 있으면 식사중이라도 먹던 음식을 토해내고, 머리를 감다가도 젖은 머리칼을 거머쥔 채 달려나와 그를 맞이했다. 자칫 인재를 놓지지 않을까 하고 염려했기 때문이다.

그처럼 손님을 대하니 추종하는 낭인(浪人)만도 칠십 인, 주공 자신이 제자의 예로 가르침을 청한 선비가 십 인, 동지로서 상종하는 인물이 십이 인이나 되었지만, 그 중 어느 한 사람도 억지로 조정에 봉사한 일은 없었다. 만일 태공망이 주공의 자리에 있었다고 하면 이러한 사람들은 모두가 저자거리나 조정 뜰 어딘가에 시체로 뒹굴고 있거나 도랑에 쳐박혀 이미 썩어버렸을 것이다.

요(堯)는 허유(許由)나 소보(巢父) 같은 은사를 초빙할 수 없었던 것은 아니며, 순(舜)이 선권(善卷)이나 석호(石戶)[6] 같은 사람을 위협할 수도 있었다. 우(禹)도 백성자고를 협박할 능력이 없었던 것이 아니며, 은(殷)의 탕왕(湯王)은 변수(卞隋)나 무광(務光)[7] 같은 사람을 잡을 수 없었던 것은 아니었다. 위(魏)의 문후(文侯)는 단간목을 조정에 불러들일 수 없었던 것은 아니었으며, 진(晋)의 평공(平公)도 해당(亥唐)에게 벼슬살이를 시킬 수 없었던 것은 아니었다.

그러나 이들 여섯 임금은 한결같이 허리를 굽혀 상대를 스승으로 모시고 존중하였다. 어찌 여섯 나라의 임금들이 힘이 약해서 그렇게 했겠는가.

그럼에도 불구하고 이렇게 겸손한 태도를 취하는 것은 사람의 살아가는 방식이 각기 다르기 때문에 출처진퇴의 자유를 존중하고, 또 어진 사람을 존경한다는 미명으로 선한 사람을 해친다는 악명을 부끄럽게 생각한 때문이다.

그리고 은자를 강제로 굴복시킨다고 해서 특별히 위광이 더하는 것도 아니며, 그대로 방치한다고 해서 필요한 관헌이 모자랄 까닭도 없는 것이다.

그들이 원하는 대로 맡겨두면 오히려 세상을 교화시키며, 겸양의 미덕을 일으킬 뿐만 아니라, 악착스럽게 출세만 탐내는 사람들에게 수치심을 길러주고, 체면도 없이 덤비는 경박한 선비의 마음을 깨우쳐 줄 수도 있을 것이다.
 설령 그들의 재능이 조정의 명사에 미치지 못한다 할지라도 어깨를 움추리고 눈꼬리를 아래로 내려 보면서 권신들에게 아양이나 떨고 한밤중에도 대문을 두들기며 들고 온 뇌물로 다투어 자리를 사려 할 뿐 인간의 근본이 되는 학문이나 도덕 같은 것은 멀리 버리고 뇌화부동(雷和付同)하는 무리들에게 비한다면 얼마나 나은 것인가?
 이상의 여섯 임금은 듣기 싫은 말로 은사를 모욕하거나 비방하는 일은 한 번도 없었다. 더욱이 칼날을 보이는 따위는 없었다. 진실로 성현을 우러러본 사람들이다. 그런 점에서 태공망은 잘못인 것이다.
 한(漢)의 고조(高祖)는 비록 그 행실에 결점이 많고 교양도 갖추지 못한 사람이지만, 도량이 넓고 사람을 잘 받아들이어 사소한 결점에 구애받지 않는 활달한 성격이었다. 사호(四皓-고산에 은거하는 네 노인)를 조정에 끌어내고 싶은 생각이 간절했지만 결코 강요한 일은 없었다. 황태자가 말을 낮추어 사호를 초빙하여 자기 편을 삼는 것을 지켜본 고조는 태자의 덕을 인정하고, 한때의 자신의 감정을 억누르고 태자의 위를 바꾸려던 생각을 버리기로 결심하였다.

  홍혹(鴻鵠)이 높이 날아
  일거에 천 리
  이미 날개 다 났으니
  사해(四海)를 횡단한다.

라는 노래를 짓고 애첩의 야심을 달래주었다.[8] 고조가 어진 사람을 존중하고 숨은 선비를 존경함이 이토록 지극하였던 것이다. 고조가 일개 필부의 몸으로 일어나 천하의 군주로 오른 것은 결코 무리가 아니었다. 생각하건대, 범인을 능가하는 도량이 있었기 때문이다.

그런데 태공망이 광견화사를 살해하는 것은 화사가 살아가는 방법이 일반인의 의욕을 저해한다는 이유에서라고 하지만 세속의 병폐는 스스로의 능력을 함양하지 않고 출세에만 서두르려 하는 데 있는 것이지 빈천한 생활을 만족하게 생각하는 사람이 많은 탓이 아니다. 그럴 걱정은 하지 않아도 될 것이다. 설령 어떤 때에 은사가 세상사람의 이목을 끌 때가 있다 할지라도 명리에만 현혹하여 만족할 줄 모르는 사람들에게는 출세욕을 버리고 은사를 겸양하고 흠모하면서 그 길을 좇으라 한다면 힘든 고역이 될 것이다.

개벽(開闢) 이래로 사람이 적었던 것은 아니다. 그렇다고 해도 부귀를 잊은 선비는 그 만분의 일도 안 된다. 공자는 노자(老子)에게 친히 가르침을 받은 일이 있지만 무위(無爲)의 도를 체득하지는 못했다.[9] 자공(子貢)은 원헌(原憲)과 공자에게 동문수학한 사이이지만 원헌의 청빈을 흉내낼 수는 없었다(《莊子》讓王). 사흉(四凶)은 소보나 허유와 같은 시대 사람이고 왕망(王莽)은 이공(二龔)[10]과 같은 시대에 살았지만 그를 모방할 수는 없었다. 보통 사람들은 아무리 채찍질을 하고 모욕을 하면서 '광견화사를 본받으라"고 말한다 해도 결코 듣지 않을 것이다. 그런데도 화사가 풍속을 어지럽힐 우려가 있다고 하니 얼마나 큰 억설인가! 태공망은 여기까지는 헤아리지 못했으며, 군법(軍法)으로 세상을 다스리려 하고 죄도 없는 현인을 살해했다. 그 잔학함과 그릇됨은 너무도 심했다. 다만 금방 실각하지 않은 것은 전날 태공망의 공적이 컸기 때문이다.

주(周)나라 문왕을 만나기 전까지는 태공망도 비천하게 살고 있었다. 세상사람들로부터 멸시를 당했고, 늙은 아내에게 쫓겨나서 남의 소작인이 되려고 해도 누구 하나 거두어들이지 않았다. 소도 잡아보고 고기잡이도 해보았으나 별로 얻은 것이 없었다.[11] 은둔하고 있는 그를 사모하는 사람은 한 사람도 없었다. 그러던 그가 어찌하여 광견화사만이 세상 인심을 어지럽혔다고 할 수 있을 것인가? 만약 은(殷)의 주왕이 태공만을 은둔의 이유로 체포하여 죽였다고 하면, 그 경우 태공망은 죽음을 앞에 놓고 과연 응분의 죄를 받은 것이라고 납득할 수 있겠는가?

위(魏)의 무제(武帝)도 준엄한 형벌을 지켜, 과감한 사형을 시행했지만, 호소(胡昭)를 등용시키려고 필사적인 노력을 했다. 호소가 출사를 거절하자 무제는 크게 사과하고 그를 돌려보낸 다음 '고결한 선비를 욕되게 해서는 안 된다'고 말했다. 무제가 천하를 정복하고 제업(帝業)을 창시한 것은 결코 요행이 아니었다.

혼란한 세상이 오랫동안 지속되면 다투어 출세하려고 하는 일도 하나의 풍속이 된다. 어떤 사람은 뇌물을 바치고, 어떤 사람은 붕당(朋黨)의 힘을 빌려서 입신출세의 대열에 낀다. 이러한 풍조가 습속으로 변하면 인간의 정당한 대도는 점점 무너져버리고 만다. 후생들은 배울 것이 없어져서 무지해지고, 유자(儒者)의 가르침은 마침내 끊어지게 된다. 입신의 조건이 재물에 달려 있기 때문이다. 만일 문을 닫고 일심으로 도를 즐기는 세속을 초월한 선비가 한 사람만 있어도 이를 우대하여 겸양의 풍조를 일으켜야 할 것이다.
  대저 손자(孫子)나 오기(吳起) 같은 이에게 창을 들게 한다면 한 사람분의 일밖에 하지 못할 것이다. 그러나 손자와 오기의 병법을 사용한다면 일만의 병사를 능가한다. 지금 만일 대유학자를 조정의 관리로 등용한다면 당면한 현실에 맞지 않을 수도 있을 것이다. 그러나 이러한 선비를 뜻하는 대로 행할 수 있게 해주면 청소년들의 인격을 도야할 뿐만 아니라 예의의 도를 밝히고 크게 교화하게 될 것이다. 어찌 커다란 코끼리를 길들여서 쥐 따위나 잡게 할 수가 있겠는가?"

  관인[12]이 말했다.
  "수풀 속이나 물가에 영락하여 허무하게 살다가 허무하게 죽는다면 무슨 가치가 있습니까?"
  일민이 대답했다.
  "그대는 개미둑이나 여우언덕에서만 놀았을 뿐, 아직 저 높은 낭풍(閬風)[13]에 올라 무지개를 상대해 본 일이 없는 작은 새, 작은 도랑이나 웅덩이에서만 헤엄칠 뿐 저 넓은 남명(南溟)[14]의 바닷물에 뜨고 천한(天漢)을 건너본 일이 없는 송사리와도 같다.
  이른바 뜻이 있는 사람은 반드시 녹위(祿位)에 있는 것은 아니며, 반드시 공적만을 원하지는 않는다. 최상의 것은 자기를 없애는 것이고, 그 다음이 명예를 잊는 일이다.[15]

날개를 떨쳐서 속계를 떠나고, 나는 듯 달리어 상도(常道)를 초월하며, 보통 사람이 하지 못하는 것을 행하고, 잊지 못하는 것을 잊는다. 그 기량의 크기는 속인들로서는 헤아릴 수 없으며, 그 염담(恬淡)의 풍도는 명예나 지위 등으로 더럽혀지지 않는다. 그 순수한 기풍은 백대의 더러움을 씻어내기에 족하며, 그 고결한 절조는 미래의 혼탁함을 몰아내기에 충분하다. 굳이 붉은 빛깔의 인끈을 차고 조복을 입으며 마차에 탈 필요도 없을 뿐만 아니라, 곧 희생될 소에게 수놓은 천을 두르거나[16] 첨하(詹何)의 향기로운 미끼를 삼키며,[17] 아침이면 하늘도 태울 듯한 연기에 애를 태우고, 저녁이면 얼음이나 타버린 재처럼 가슴을 서늘케 하는 생각 따위는 필요없는 것이다.

뱁새는 제가 살고 있는 다북쑥이나 개암나무를 구름 위와 바꾸려고 하지 않는다. 왕유(王鮪)라고 하는 물고기는 자기가 살고 있는 바위 밑을 떠나서 동쪽 바다로 보금자리를 옮기려고 생각하지 않는다. 호랑이나 표범에게 높은 전각에 들어가라 하면 슬퍼하며, 기러기나 고니에게 높은 산봉우리에 올라가라 하면 당혹하고 말 것이다.

모든 만물에게는 각기 마음이 있고, 편히 살 수 있는 알맞은 장소가 있다. 마음에 드는 곳에 있으면 태평하며, 그런 곳이 아니면 비참해진다. 세상을 다스리는 인물은 헤아릴 수 없이 많으며, 하루라도 섬긴 상대가 없으면 안절부절한다. 예를 들면 남전(藍田-옥을 생산하는 현 이름)에 쌓인 보석이나 등림(鄧林) 속의 수많은 재목들과 같은 것으로 훌륭한 목수나 장인들이 마음대로 쓸 수 있다. 구태여 수풀 속에 물고기를 살게 하거나 연못 속으로 새들을 몰아넣는 무리한 일은 필요없는 것이다.

세상을 버리고 은거하는 것은 성인들도 인정하였다. 출사하거나 은둔하는 것은 그 기호에 따를 것이다. 대저 선비가 존중하는 바는 입덕(立德)과 입언(立言)이다.[18] 효우인의(孝友仁義) 같은 청렴하고 고상한 행동을 하는 것은 입덕이라 할 것이다. 또 고전을 연구하고 빛나는 저술을 한다면 입언이라 할 것이다. 선권(善卷)은 백성을 다스린 공로는 없다 해도 그러나 속된 관리보다 못하다고 말할 수는 없으며(입덕이 있었음), 공자는 적을 징벌하는 수훈은 없었지만 그렇다고 한신(韓信)이나 백기(白起) 등에 미치지 못한다고 할 수는 없다.

몸과 이름 모두를 완전하게 할 수 있다면 그 이상 더 좋은 것은 없지만, 이름을 버리는 대신 조용히 은거하여 자유를 누리는 것도 옛 사람은 좋다고 했다. 백이(伯夷)와 숙제(叔齊)는 단지 의로움만 지키고 실리를 추하는 융통성은 없었지만[19] 옛사람은 '뜻을 굽히지 않았다', '몸을 더럽히지 않았다'고 극구 칭찬하였다.

대저 '뜻을 굽히지 않았다' 함은 은일(隱逸)한 생활이 고상한 행위라는 것을 분명히 한 것이며, '몸을 더럽히지 않았다' 함은 구차하게 관직에 매달리는 것은 욕된 일임을 알고 있는 것이다. 그리하여 맹자(孟子)는 백이와 숙제를 '성인 중에서도 청렴한 자'라고 찬양하였고, 또 천작(天爵)[20]

은 '인간계의 작위보다도 훨씬 존귀한 것이다'라고 말했으며, 순자(荀子)는 '뜻이 수양되어 있으면 명예는 잊게 된다'고 말했던 것이다.

그런데 세상사람들은 세력에만 두려워하고 다만 이익만을 중한 것으로 여긴다. 덕은 많으나 출세운이 나쁜 사람을 '못난 사람'이라 하고, 재주도 없으면서 높은 자리에 있는 사람을 '훌륭한 사람'이라고 부른다. 위험을 무릅쓰며 생명을 소홀히 하여 부모가 남겨 준 몸을 만길 낭떠러지 밑으로 버리면서, 하루아침 동안의 영화를 탐한다. 천하보다도 자기 종아리에 난 터럭 하나를 더 소중하게 생각했던 사람(양주의 예)에 비하면 얼마나 멀리 떨어져 있는 것인가!

관인이 말했다.

"속세를 등진 선비는 산이나 물가에서 은거하면서 만족해 하고 세상의 명성은 귀하게 여기지 않습니다. 마음대로 생각하고 마음대로 행하면서 시대와 사회에 유익한 일을 하지 않습니다. 참으로 무익한 존재라 아니할 수 없습니다. 이 점을 어떻게 생각하십니까?"

일민이 대답했다.

"기린은 집을 지키는 개 노릇은 하지 않는다. 봉황은 야명을 알리는 구실은 하지 않는다. 등황(騰黃)[21]은 쟁기나 끌면서 밭갈이 따위는 하지 않으며, 제주(祭主)가 주방장이 되어 요리하는 일은 없다. 각기 할 일이 있는 것이다.

태양(太陽)은 온누리에 광명을 비치고 따뜻한 기운으로 만물을 어루만져주며, 불(火)은 타서 어두운 밤을 밝히고, 금속 등을 녹이어 그릇을 만든다. 천하는 한시라도 태양이 없으면 살 수 없고, 하루라도 불이 없어서는 안 된다. 그러나 태양과 불은 그 대소가 같지 않다. 강이나 바다 밖은 음양의 기운이 충만하여 그것이 하늘에 올라가서 구름과 비가 되고, 그것이 내리면 수많은 강을 이룬다. 그러한 음양의 작용이라 해도 아침 저녁으로 인간에게 소용되는 점에서는 몇 길 깊이의 우물에 미치지 못하며, 논밭에 물을 대는 점에서는 도랑이나 봇물에 미치지 못한다고 할 수도 있을 것이다. 그러나 음양과 우물은 대소에 있어서 그 상대가 아니다.

　걸(桀)과 주(紂)는 제왕이었고, 공자는 신하였다. 지금 어떤 사람이 걸과 주에 비유한다면 벌컥 화를 내지만 공자에 비유하면 매우 흐뭇해 할 것이다. 이렇게 보면 사람의 귀천(貴賤)은 지위에 있는 것이 아니라는 말이 된다. 그러므로 맹자는 "우(禹), 직(稷), 안연(顔淵)[22]은 입장을 바꿔 보면 같은 것을 했을 것이다"라고 말했고 재여(宰予)는 "공자는 요, 순보다도 훨씬 어질다"고 말한 것이다. 서민의 신분으로 왕자와 같이 일컬어지고, 유생의 몸으로 요, 순보다 더 높다고 하는 것은 덕(德) 때문이지 지위 때문은 아니다.

　그리고 조물주와 마음을 통하며, 천지를 품 속에 담아서 운전한다. 우주를 생각하는 넓은 가슴 속에 속세의 괴로움이 머물 수 없으며, 마음은 망망하여 영화와 치욕도 순백의 바탕을 흐리게 할 수는 없다. 세간에서 욕심을 낼 만한 것이 있다 할지라도 그 마음 속에 전염될 이가 없으며, 당세를 현혹시킬 만한 것이 있다 할지라도 그의 뜻을 변하게 할 수는 없다. 영화란 것은 마치 군살에 지나지 않는 한 개 혹일 뿐이다. 만물은 마치 매미 날개 같은 것이다.[23]

이렇게 본다면 구태여 허리를 굽혀 굽실대며 절을 하고, 마땅한 일이 아닌 것을 알면서도 찬성하고, 버려야 될 것을 찾아 나서고, 싫은 것도 기쁜 얼굴로 받아들이며, 머리를 깊게 숙여 좌천을 피하고, 속인의 마음에 들지 않을까 두려워하고, 자신의 불우함을 근심하며, 용연(龍淵)[24]의 명검을 가지고 송곳의 구실을 시키고, 영분(靈鼖)의 큰 북으로 소고의 음을 내게 하고, 황금으로 만든 도끼를 낫 대신 쓰고 아름다운 깃발을 숲 아래 세우는 일 등을 해야만 할 것인가![25]

주(周)나라 고공 단보(古公亶父)는 융적(戎狄)이 공격해 왔을 때, 지배자가 없으면 공격할 자도 없을 것이라고 하여 스스로 자리를 버리고 지팡이를 짚으며 떠나갔고, 월왕(越王) 예(翳)는 자리를 피하여 굴 속으로 도망했으며, 오(吳)의 계찰(季札)은 위를 버리고 들에서 밭을 갈았고, 노래자(老萊子)는 위를 버리고 멀리 떠나 밭에 물을 대었다. 모두가 기호에 따라서 행하는 것으로, 그 무엇도 그러한 기호를 대신할 수는 없다. 그렇다면 순수하고 잡념이 없는 것을 부(富)라 하고, 남에게 사용되지 않는 것을 귀(貴)라고 할 수가 있다. 천자와 할부(割符)를 나누어 영지를 받는 일 등은 이른바 녹리이지 부귀는 아닌 것이다.

그리고 관리의 자리가 높으면 높을수록 그 책임이 무거워지고 공이 크면 클 수록 남의 미움을 더 받기 쉽다. 다만 비천하여 자기와 경쟁을 버리려는 상대가 없는 처지에 있게 되면 그것이야말로 장생할 수도 있을 뿐만 아니라 걱정할 일도 없어진다. 말끔하게 빨아입은 털옷에 무명베의 외투, 그리고 아내에게 아욱을 심지 않게 하고 베도 짜지 못하게 하고,[26] 접시 한 가운데에 돼지고기 몇 점, 채소 반찬에 현미의 밥, 이런 정도의 생활을 한다 해도 오히려 하층계급의 사람들과 다를 것이 없다는 둥, 위선자라는 둥 비난을 받는다. 문 안쪽에 눈가리개를 세우고 반점(反點)[27] 위에 술잔을 엎어 놓고 세 사람의 처와 사치스러운 식사를 하며(管仲의 예), 양후(穰侯)나 안창후(安昌侯)[28]처럼 호사한 생활을 한다면, 참언이 빗발치고, 엄청난 뇌물을 받았을 것이라는 둥 악담을 할 것이다. 그것보다는 차라리 고전(古典)의 세계에서 즐거운 마음을 탐하며 불로장생의 운동을 수련하고 괭이를 들어 주림을 채우고, 손수 베를 짜는 것이 좋을 것이다. 가령 광대한 저택에 산 같은 음식이 있다 할지라도 일신을 만족하는 데는 한 접시의 음식과 방 하나면 족할 것이다. 천지 사이에 태어난 만물은 언젠가는 티끌로 변하고 만다. 그러므로 죽을 마시며 갈포(褐袍)나 온포(縕袍)를 입든 욕심 없는 자유로운 경지에서 근심할 것도 없고, 너무 기뻐할 것도 없이 살아가는 것이다. 이야말로 가장 존귀한 낙(樂)으로서 무엇에도 비할 수 없다.

도대체 벼슬살이는 왜 하는 것인가? 명성을 위해서인가? 그런 것이라면 붓을 휘둘러도 분만(憤懣)을 토로할 수 있다.

시를 지어도 그 이름을 세상에 전할 수 있다. 사가들의 기록이나 솥의 명문(銘文)에 의지하지 않아도 좋다. 맹자는 싸움터에 나아가 수훈을 세운 일이 없고, 양웅(楊雄)은 조정에 나아가 정사를 맡은 일이 없다. 방법이야 어떻든 인(仁)을 구하여 얻으면 그것으로 좋지 않은가!"

 관인이 또 말했다.
 "은둔하는 선비는 불충한 신하입니다. 그러면서 임금의 땅에서 살고 또 임금의 곡물을 먹어도 좋습니까?"
 일민이 말했다.
 "그럴 리가 있는가! 옛날 안연(顔淵)이 죽었을 때, 노(魯)의 정공(定公)은 자신이 조문하기 위해서 사람을 보내어 공자에게 그 예법을 물었다(안연은 벼슬을 안 했기 때문에 어떤 격식을 차려야 할지 몰랐다). 이에 공자는 "나라 안에 사는 모든 사람은 임금의 신하다"라고 대답했다. 그리하여 정공은 동쪽 계단으로 올라 죽은 사람의 임금으로서 예를 행했다.[29]
 이로써 말한다면 나라 안에 살고 있는 사람으로 임금의 신하가 아닌 사람이 없다[30]는 것은 분명하다. 조정에 있는 자는 힘을 다하여 나라를 다스리고, 산림(山林) 속에 사는 사람은 덕을 닦아서 혼탁한 세상을 바르게 정화한다. 방법은 다르다 해도 그 목적은 같은 것이므로 어느 쪽이나 모두 왕의 백성이다. 왕자에게 있어서는 집 밖이란 있을 수 없다(춘추공양전). 천하가 모두 집인 것이다. 해와 달이 비추는 곳, 비와 이슬이 내리는 곳은 모두가 그 영토다. 어찌하여 은둔한 사람은 공중에 매달려서 안개를 마셔야 하고, 땅 위에 살면서 곡식을 먹어서는 안 된다는 말인가?
 대저 산 속에 있는 황금이나 보석, 물 속에 있는 진주나 조개는 창고에 있지 않으며 당장 생활에 쓸 수는 없지만 모두가 임금(나라)의 재산이다. 은사(隱士)는 대신의 대열에 끼진 못하지만 그래도 산과 물처럼 나라의 재산이다. 허유(許由)라 해도 사해 밖으로 숨은 것은 아니며, 사호(四晧)라 해도 천지 밖으로 달아난 것은 결코 아니다. 그러므로 다음과 같은 말이 있다.

 만방(万邦)의 여헌(黎獻〈백성〉)
 모두 제왕의 신하. (시경익직)

 단간목(段干木)은 결코 긴 창을 둘러메거나 보루를 쌓은 일은 없지만 위(魏)나라를 번영시키는 데 공이 있었다.
 지금 은자는 싸리문 안에서 몸을 닦으며 훌륭한 선왕의 도를 읊조리고, 백성들로 하여금 겸양의 미덕을 일깨워 주며 학문이 끊어지지 않도록 애쓰고 있다. 이것도 역시 요순(堯舜)이 허용한 것이다.
 옛날 백이(伯夷)와 숙제(叔齊)는 주나라의 쌀은 먹을 수 없다 하여 굶어죽었고, 포초(鮑焦)는 나무를 끌어안고 선 채 죽어 갔다.[31] 이와 같이 국량이 적은 사람은 사표(師表)로 삼을 수는 없다.
 옛날 후한의 안제(安帝)는 현훈(玄纁)과 옥백(玉帛)을 하사하여 주섭(周燮)을 영접했고, 환제(桓帝)는 역시 현훈, 옥백으로 위저(韋著)를 맞이했다. 순제(順帝)는 현훈, 옥백으로 양중선(楊仲宣)[32]을 초빙하고 그 자리에서 시중에 임명했으나, 중선은 이를 사양하고 취임하지 않았다. 또 위(魏)의 문제(文帝)는 관령(管寧)을 불렀으나 출시하지 않았다. 광록훈(光祿勳―왕궁수비대장)에 임명했지만 역시 취임하지 않았다. 그리하여 관할 현에 명하여, 매년 팔월이면 양 한 마리와 술 두 섬(일 섬은 20리틀)을 주도록 했다.

환제(桓帝)는 현훈, 옥백으로 서치(徐穉)를 맞이하여 태원 군수(太原郡守) 동해(東海)의 재상을 임명했지만[33] 취임하지 않았다. 순제(順帝)는 현훈, 옥백으로 반계고(樊季高)를 초빙했으나 나오지 않았다. 그리하여 관할 현에 명을 내리어 매년 팔월에 양 한 마리와 술 두 섬을 보내도록 하고 또 의자와 지팡이를 하사하였다.[34] 천자의 스승으로 대우한 것이다.

헌제(獻帝) 때의 정현(鄭玄)은 주장관으로부터 현량(賢良), 방정(方正), 무재(茂才)[35]로 천거되어 삼공(三公)의 역소로부터 무려 열네 번이나 소환했으나 한 번도 취임하지 않았다. 조정의 전용 마차로 좌중낭장(左中郎將), 박사(博士) 조(趙)나라의 재상, 시중 대사농(大司農)으로 초빙했으나 아무 데도 취임하지 않았다.

전한의 소제(昭帝)는 관리 전용의 수레로 한복(韓福)을 초빙하여 비단 오십 필, 양과 술 등을 하사했다. 법진(法眞)은 두 차례나 효렴(孝廉)으로 천거되고, 그 주로부터 다섯 번, 삼공부로부터 여덟 번이나 초빙되었고, 현량으로서 아홉 번, 박사로서 세 번 추천되었지만 아무 데도 취임한 일이 없다.

환제(桓帝)는 현훈, 옥백을 하사하고 편안한 수레로 한강(韓康)을 불렀으나 나오지 않았다. 또 현훈, 옥백을 내리면서 수레를 보내 강굉(姜肱)을 불러 태중태부(太中太夫)와 건위군(犍爲郡-지금의 사천성) 태수로 임명했으나 관에 취임하지 않았다. 그러나 모두 우대를 받았으며, 위세로 협박을 당한 일은 없었다.

이상의 제왕들이 은둔한 선비를 포상한 것이 정당하다고 한다면 태공망이 화사를 사형에 처한 것이 잔혹한 악행임에 틀림없다."

관인은 여기에 이르자 망연자실하고 길게 한숨을 내쉬었다.

"저는 비로소 깨달았습니다. 속세를 초월하는 것은 범인의 눈으로는 볼 수 없는 것임을."

■ 譯註

주1. 팔굉(八紘).
사방(四方)과 사우(四隅)를 말한다. 즉 팔방(八方)과 같다. 《회남자》에는, 「구주(九州) 밖에 팔인이라 있고, 팔인 밖에 팔

굉이 있다」했다.「九州之外乃有八殯八殯之外而有八紘」(《淮南子》地形訓).

주2. 물고기와 뱀.

원문에는「井蛇」.《道藏》본에 따라 魚蛇로 고쳤다. 이 고사(故事)는 반고(班固)의 답빈희(答賓戲)라는 곳에 보인다.

주3. ~ 처했습니다.

태공망은 상벌(賞罰)로서 다스릴 수 없는 사람은 가장 해로운 것이라는 이유로 광견화사를 사형에 처했다.

주4. ~ 내다본 것이다.

《呂氏春秋》長見.

주5. ~ 물리친 왕

위(魏)나라 문후는 단간목이 살고 있는 마을을 지날 때면 언제나 마을 입구의 문에 대하여 절을 했다 한다. 훗날 진(秦)나라 병사들은 그것을 두려워하여 감히 들어오지 못하고 물러갔다고 한다.

주6. 善卷, 石戶.

선권과 석호는 모두 제위를 이양받았지만 취임하지 않았다.

주7. 卞隋, 務光.

변수와 무광은 제위를 양도하겠다는 말을 듣고 투신자살했다.

주8. ~ 달래주었다.

한고조의 척부인(戚夫人)은 자기 소생의 아들을 황태자로 바꿔 세워려고 생각했고, 고조도 같은 의견이었다. 고조는 황태자가 사호를 벗하는 것을 보고 노래를 지어 부인을 달래주었다. 태자는 우수한 날개를 가졌으므로 따를 수 없다는 의미의 것(《史記》留侯世家).

주9. ~ 못했다.

《史記》老聃傳.

주10. 이공.

공승(龔勝)과 공사(龔舍). 왕망을 거절했다(《漢書》兩龔傳).

주11. ~ 없었다.

《說苑》尊賢篇.

주12. 관인.

전후에 탈문이 있어서 의미가 통하지 않는다. 몇 자를 생략하고「仕人日」을 가하여 역했다.

주13. 낭풍.

낭풍은 요지(瑤池)와 함께 곤륜산(崑崙山) 꼭대기에 있다는 선경을 말한다. 그러므로 여기서는 하늘에 닿을 듯한 높은 산을 말하는 것이다.《십주기(十洲記)》,《선화화보(宣和畵譜)》참조.

주14. 남명(南溟).

남쪽에 있다는 큰 바다(《莊子》逍遙遊).

주5. ~ 일이다.

《장자》소요유.

주16. ~ 두르거나

이 말은 비유한 것으로, 화려한 천을 두른 소가 언젠가는 희생의 제물로 바쳐지는 것처럼 고관들이 교만을 피워도 언제인가 살해된다는 뜻.

주17. ~ 삼키며

첨하는 유명한 어부. 명예욕에 빠져 몸을 망치고 만다는 비유.

주18. ~ 입언(立言)이다.

《좌전》양공(讓公) 24년.

주19. ~ 없었지만

백이, 숙제는 주(周) 무왕의 혁명을 간했으나 듣지 않자 수양산(首陽山) 깊숙히 들어가 굶어 죽었다.

주20. 천작(天爵).

천작(天爵)은 하늘이 내린 작위라는 뜻으로, 자연스럽게 그 사람에게 갖추어진 덕을 존중한 것. 세속의 공후, 백자남의 오작에 대칭되는 말(맹자).

주21. 등황(騰黃).

신조(神鳥). 등에 두 개의 뿔이 났다고 하는 새.

주22. 우(禹), 직(稷), 안연(顔淵).

우(禹)는 홍수를 다스린 성인. 직(稷)은 주(周)의 시조로 농업을 가르쳤다. 안연(顔淵)은 누항(陋巷)에서 도를 즐겼다 한다.

주23. ~ 것이다.

《장자》달생(達生)에 나오는 매미잡이 노인의 말로서, 만물보다는 매미 날개가 더 중하다 했다.

주24. 용연(龍淵).

명검의 일종.

주25. ~ 할 것인가!

재능이 다하여 쓸모없는 인물을 관청에서 사용한다는 비유.

주26. ~ 못하게 하고

공의휴(公儀休)는 나라의 봉록을 받는 자는 서민과 이익을 다투어서는 안 된다 하여, 처가 심은 아욱을 뽑아버렸다(《史記》循吏傳).

주27. 반점.

반점(反點)은 주대(周代)에 제후들이 회견할 때 술자리가 끝난 후 그 잔을 엎어 놓는 대(《論語》八佾).

주28. 양후(穰侯), 안창후(安昌候)

양후(穰侯)는 진(秦)나라 재상인 위염(魏冉). 안창후(安昌侯)는 한(漢)의 대신인 장우(張禹).

주29. ~ 예를 행했다.

《공자가어》곡례자공문(曲禮子貢問)

주30. ~ 사람이 없다.

원문은「率土之濱 莫匪王臣……」. 여기서 '솔토지빈'은 넓은 하늘 아래, 즉 해와 달이 비추는 한의 토지라는 뜻으로, '보천지하(普天之下)'와 같은 뜻.

주31. ~ 선 채 죽어 갔다.

포초는 주 시대의 은자. 자공(子貢)이 그의 정치방법을 비난하면서 그의 땅을 밟고, 그 산물을 먹는 것은 이상하다고 하자 죽은 것이다(《莊子》盜跖).

주32. 양중선(楊仲宣).

간주에는 양후(楊厚), 자는 중환(仲桓)이라 함.

주33. ~ 임명했지만

태원군 태수는 산서성(山西省)의 지사. 동해의 재상은 산동성(山東省), 후국의 가로(家老).

주34. ~ 하사하였다.

입조할 때는 보통 서 있기 때문에 노인을 우대하여 의자와 지팡이를 주었다고 한다.

　주35. 현량(賢良), 방정(方正), 무재(茂才).

　현량, 방정, 무재는 모두가 한(漢)의 과거시험의 과목. 여기서 방정(方正)은 말 그대로 행위가 착실하고 꼼꼼하며 올바른 것을 말하여 우선 관리 시험을 응시할 수 있는 자격, 즉 자격시험이고, 무재(茂才)는 원래는 수재(秀才)라고 했으나 후한 광무제의 휘(諱)가 유수(劉秀)였기 때문에 고친 것이다. 한의 문제(文帝) 때 시작.

권 3
(勖學)
욱학

〈욱학〉이라는 것은 학문에 힘쓰도록 권장한다는 뜻이다. 이와 비슷한 것으로 면학(勉學)이란 말이 있다. 그 뜻은 학문에 힘쓴다는 것이다. 양자는 모두가 학문에 힘쓴다는 의미에서 매우 유사한 개념이다.

그러나 엄밀히 생각하면 양자는 서로 다른 의미를 지니고 있다는 것을 알 수 있다. 즉, 욱(勖 또는 勗)은 남에게 힘쓰도록 한다는 것이고, 면(勉)은 스스로 힘쓴다는 것이다. 그러므로 면학은 자기의 지식과 견문을 넓혀서 올바른 행동을 한다는 의미에서 일신의 수양(修養)을 목적으로 하는 것이며, 욱학은 그러한 수양을 바탕으로 남에게 장려함으로서 세상을 교화(敎化)한다는 의미가 그 속에 담겨 있다. 욱학은 물론 자신의 수양이 이루어진 후에야 가능한 것이다. 자기 앞가림도 못하면서 남 걱정 한다는 말처럼, 학문의 진리를 터득한 후에 남을 교화할 수 있다.

포박자는 은자를 산림 속이나 물가에서 숨어 살 뿐, 세

상에 아무런 도움도 주지 못하는 사람과 구별하여 가둔(嘉
遯)이란 말을 사용하면서, 나라의 백성으로서의 구실을 해
야 된다고 역설한 것이다. 그리고 학문은 당대를 위한 것
이라기보다는 미래의 발전을 위해서 필요하며, 인간의 정
도를 고수하기 위한 방패로 삼았던 것이다. 또한 학문은,
은사가 되는 것도 그 사람의 기호에 따르는 것처럼 타고난
인간이 그것을 즐거워하기 때문이라 했다. 그러므로 그는
선가(仙家)의 인물이면서도 유학(儒學)을 긍정하였고, 만물
의 원리와 현상을 인과적으로 이해하면서 그것을 학문을
통해 장려하려고 한 것 같다.

  본 편은 학문의 정의와 그 필요성 및 그 효과와 방법 등
을 광범위하게 논하고 있다.

  학문이 몇 자의 글줄이나 외국어 몇 마디로 이루어질 수
없다고 한다면 풍부한 정신세계의 대상 속에서 고통과 시
름을 즐거움과 희열로 이끌 수도 있을 것이다. 정신세계의
유희(遊戱)는 결국 자기 자신과 현실의 문제를 해결하는 하
나의 실천이론을 안겨다 줄 수 있기 때문이다.

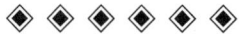

  포박자가 말했다.

  대저 학문이란 마음을 깨끗하게 하여 더러운 것들을 털
어내고, 무쇠를 단련하며 무딘 칼을 갈고, 총명을 개발하
여 흰 바탕을 아릅답게 꾸미고, 과거의 일들을 살펴서 미
래의 일을 알고, 널리 여러 가지 서적들을 통하여 선한 것

을 따라 악한 것은 버리기 위한 것이다.

　천지의 이법(理法)을 깨닫는 것도 이 학문에 있고, 인륜이나 왕도도 이 학문 속에 갖추어 있다. 나아가서는 이것으로 나라를 다스릴 수 있고, 물러서는 이것으로 몸을 간직할 수 있다.

　그러므로 성현(聖賢)들도 부지런히 노력하여 주야로 공부했고, 목숨이 다할 때까지 태만하지 않았으며, 굶주리고 고생되는 경우가 있다 할지라도 중지하지 않았다. 이것이 어찌 당세에 수용되기를 바라겠는가. 나면서부터 타고난 천성이 그것을 좋아하기 때문이다.

　조각(彫刻)이나 회화와 같은 소소한 기술과 활을 쏘고 마차를 몰며 말을 달리는 일이라 해도 거듭하여 연습해야 능숙하게 된다. 더구나 광대한 철학, 심원한 도덕, 음양의 변화, 귀신의 실상 등은 매우 심오한 것이므로 배우지 않고는 알기 힘들다.

　순백의 실이라 하더라도 물들이지 않으면 아름다워지지 않는다. 아무리 맛이 좋은 음식이라 하더라도 양념을 넣어 조화하지 않으면 제맛이 나지 않는다. 그러므로 아무리 아름다운 구슬이라 해도 갈고 닦지 않으면 어두운 밤을 밝히는 빛을 낼 수가 없다. 명검이라 할지라도 뜨거운 불에 달구지 않으면 순구(純狗—월의 명검)의 날카로움을 이룰 수가 없다. 부싯돌을 그어야 불이 켜지며, 부채질을 하지 않으면 활활 타지 않을 것이다. 둑을 트지 않으면 물이 흐르지 않으며, 고이지 않으면 깊어지지 않는다. 즉, 소질은 내 속에 있을지라도 이것을 완성하는 것은 밖으로부터의 작용에 의한 것이다.

　곤륜산(崑崙山)¹⁾ 꼭대기에 올라가서 북극성에 손을 대고 서야 비로소 우물 밑이 얼마나 좁고 어두운 곳인가를 알 수 있다. 칠경(七經)을 펴보거나 제자백가(諸子百家)를 읽어 보고야 자기의 견문이 얼마나 좁았던가²⁾를 깨달을 수 있다.

　대저 학문을 하지 않고 깨닫기를 바라는 것은 마치 그물도 없이 물고기를 잡는 것처럼 마음만 급할 뿐 얻는 것이 없다. 널리 배워서 그 진리를 터득하면 순풍에 돛을 단 것 같아서 몸도 피로하지 않고 멀리 갈 수가 있다. 화장품을 사용하면 서시(西施)는 더욱 더 아름다워질 것이며, 숙류(宿瘤)라 하더라도 그 추한 얼굴을 감출 수 있다. 경학(經學)이 깊어지면 재주있는 자는 크게 깨우칠 것이며, 우둔한 자라 할지라도 느끼는 바가 많을 것이다. 가래나무(梓)가 구름 위로 솟을 듯 보인다 해도 그것을 누각(樓閣)³⁾이라고 부르지 않는 것은 명공의 손이 닿지 않았기 때문이다. 천성은 밝고 영리할지라도 이를 군자라고 부를 수 없는 것은 인륜 대도에 있어서 옳고 그른 것을 판단할 줄 모르기 때문이다.

　하루 아침이 끝나기 전에 천 리를 달리려고 생각하면 빠른 준마에 의하지 않으면 안 될 것이며, 파도를 헤치고 큰 바다를 건너려고 한다면 배의 힘을 이용할 수밖에 없을 것이다. 집을 나서지 않고 세계의 끝을 보려고 하면 서적을 펼쳐보아야만 할 것이다. 혼을 날리지 않고 신비의 세계를 탐구하려고 생각하면 아무래도 훌륭한 선생에게 묻지 않으면 어려울 것이다.

　그러므로 붉고 푸른 물감은 흰 실을 물들이기 위한 것이고, 가르침은 우둔한 사람을 일깨워 주기 위함이다. 흐린 구름을 헤치고 햇빛이 비추면 만물도 그 모습을 감출 수 없고, 책을 펴놓고 고금의 일들을 생각하면 천지의 실상이라 해도 모를 것이 없다. 하물며 귀신과 인간의 진상이야 어찌 감출 수 있겠는가?

　진흙이라 하더라도 불에 달구면 금속처럼 굳은 물건이 된다. 구부러진 나무라 해도 바로잡으면 먹줄을 튕겨 사용할 수 있다. 맹수도 잘 길러서 훈련을 시키면 전쟁에 이용할 수가 있고, 가축들도 잘 다루면 명령대로 움직일 수 있게 된다. 물고기도 사람의 음성으로 움직이게 할 수 있다. 또 돌이라 하더라도 마음을 집중시키면 화살을 꽂을 수 있다.[4] 더구나 오행(五行)의 기를 지니고 있고, 만물 중에서 가장 영험한 인간이야 말해 무엇하겠는가!

　사두마차의 말들이 고개를 쳐들고 내리는 것은 인간이 가르친 결과이며, 사냥에 이용되는 매가 명령을 좇아 상대를 덮치는 것은 훈련을 받았기 때문이다. 원래는 보통의 말이나 들판의 새들과 다를 것이 없었다. 다만 이쪽은 다듬었기 때문에 귀한 것이 되고, 저쪽은 타고난 그대로 두어서 천한 것 뿐이다.

　길바닥에 깔린 빗물처럼 적은 물이라 해도 멈추지 않고 흐르면 반드시 창해에 비길 만한 강물로 변한다. 한 삼태기의 흙도 쉬지 않고 담아 올리면 하늘에 닿을 듯한 높은 산을 이룬다. 큰 강에 물이 넘실거리면 용이나 이무기가 떼지어 노는 것처럼, 사람이 일취월장 학문을 닦으면 덕은 이루어지며, 도는 저절로 트이기 마련이다.

이렇게 하여 비로소 공자나 주공 같은 옛 성인도 꿈에 볼 수 있게 된다.[5] 어찌 나만이 어리석음에서 헤어날 수 있단 말인가!

옛날 자로(子路)는 닭의 깃털을 머리에 꽂고, 돼지고기를 휴대하고, 두 개의 귀거리를 하고 매미 날개로 머리를 꾸미고, 칼을 짚고 면회를 요구하고, 칼을 뽑아 휘두르며 "남산의 대나무는 바로잡지 않아도 반듯하다. 학문 따위는 필요없다."고 말하고, 타고난 위세에 맡기려 했다.

그러한 자로를 공자가 덕교(德敎)로 인도했기 때문에 마침내 당(堂)에 오를 수 있는 높은 제자가 되었고, 사과(四科)[6]의 현인이 되기에 이르렀다.

공야장(公冶長)은 본시 천한 사람으로, 소문난 악당들과 어울려 지냈지만[7] 공자의 가르침을 받게 되어 결국 유명한 유학자가 되었다. 부끄럽게 여기던 신분을 벗어났을 뿐만 아니라 왕후(王侯)들과 대등한 예를 나눌 수 있는 신분에까지 올랐다.

그러므로 현인들은 인생이 짧음을 탄식하고 죽은 후에 이름이 일컬어지지 않을 것을 가슴아프게 생각하였다. 그리고 '아침에 도를 듣고 저녁에 죽어도 좋다'[8]는 공자의 가르침에 감동하고, 진리라는 것은 특정한 사람만이 알 수 있는 것이 아님을 깨닫고, '배우지 않으면 낙오자가 된다'고 하는 금언을 두려워하며, 성인이라 하더라도 생각하는 것이 없으면 광인과 같다고 깨닫게 되었다.

그러므로 실컷 먹고 즐겨 놀기만 하던 생활을 청산하고 촌음을 아끼어 공부에 힘쓰며, 주야로 쉬지 않고 흐르는 냇물을 거울삼아 더욱 분발하고, 문틈을 스쳐가는 말처럼 빠른 세월을 안타까워하면서 급한 것도 없는 유흥 따위는 모두 폐하고 사소한 일은 돌아보지도 않았다. 가난을 걱정하는 마음도 잊어버리고, 더러운 탐욕을 버리고, 사냥이나 도박 같은 유희는 그만두고, 졸거나 낮잠을 즐기는 게으름은 하지 않기로 하고, 배우지 않고 사색만 하는 것이 무익하다는 것을 깨닫고 오직 성인의 도리를 배우기로 굳게 결심하였다. 배움으로써 지식을 모으고, 물음으로써 사리를 깨우치고, 덕으로 나아가 업(業)을 닦고 과거의 일을 탐구하여 새로운 것을 알아냈다.9)

 주공(周公)은 대성인이었지만 하루에 백 편의 책을 읽었고, 공자는 성인이었지만 위편(韋編)이 세 번이나 끊어질 정도로 《역(易)》을 숙독했다.10) 묵적(墨翟)은 대현(大賢)이었지만 책을 수레 가득히 싣고 다녔고, 동중서(董仲舒)11)는 일대의 대학자였지만 삼 년 동안이나 정원의 문을 보지 않고 책을 읽었다. 또 예관(倪寬)은 남의 일을 하면서도 한시도 책을 휴대하지 않은 때가 없었고,12) 노온서(路溫舒)는 종이 대신에 부들을 엮어서 책을 베끼고, 황패(黃覇) 같은 사람은 감옥에 갇힌 몸이었지만 그 속에서 다른 죄수로부터 학문을 배웠으며,13) 영월(寧越)은 밤낮으로 노력하여 남보다 두 배의 공부를 했다.14)

 그렇게 했기 때문에 깊은 뜻을 터득했고, 성인들의 참뜻을 깨달았으며, 태고의 일도 오늘날처럼, 천하의 일도 내

집 뜰안의 일처럼 훤히 알 수가 있었으며, 천체의 차고 이 즈러짐을 생각하고 삼십 년의 작은 변화, 오백 년의 큰 변화를 미루어 생각하여, 앞으로 닥아올 성쇠를 가늠하고, 과거의 선악을 증명하고, 천지의 일을 손바닥 안에 있듯이 헤아릴 수도 있고, 또 별다른 증조가 없는 것도 마치 현실로 일어난 것처럼 밝혀낼 수 있다. 이리하여 성덕(盛德)과 대업(大業)은 당대의 으뜸이고, 그의 명성은 향기처럼 끝없이 퍼질 것이다.

그리하여 다리가 하나인 새 얘기를 듣고 큰 비가 내릴 것을 미리 경계하고,[15] 새에 꽂힌 화살을 보고 첫눈에 숙신(肅愼)씨의 것임을 알아보며,[16] 마름의 열매에 대한 질문을 받고 그 빛깔과 맛을 설명해 주고,[17] 땅 속에서 나왔다는 개 얘기를 듣고 그것이 분양(羵羊)임을 알아내고,[18] 진귀한 서적들을 보고 그것이 산 속에 숨겨져 있던 것임을 알 수 있었고,[19] 연회중에 수레 한 대분의 거대한 뼈에 대해서 얘기하고,[20] 이(離)와 필(畢)이란 별자리를 보고 비가 오고 갤 것을 예상하고, 겨울에 메뚜기가 나온 것에 의해서 윤달에 착오가 있음을 깨달을 수 있었던 것이다.[21]

이러한 일들은 모두가 학문에 의한 것이지 신의 일이 아니다. 어린이의 동요도 때로는 성인들의 이목을 도운 일이 있거늘,[22] 하물며 광범위한 진리를 담은 고전들이야 말할 필요도 없지 않은가!

사람의 재능에는 우열이 있고, 그 사려(思慮)에는 장단이 있다. 그 가운데는 천성적으로 빨리 깨닫는 자도 있고, 귀를 잡아당겨야 비로소 깨닫는 자도 있다. 빨리 깨닫고 곧 익혀지는 사람은 이를테면 준마의 다리와 같고, 아는 것이 더디고 늦게 깨닫는 사람은 이를테면 메추리나 까치의 날개와 같다. 준마의 다리는 한달음에 여덟 자를 달려 빛처럼 빠르나, 가지 않고 멈추어 있으면 한 걸음도 지날 수 없다. 참새는 날개를 떨쳐봐야 한 번에 겨우 여덟 치밖에 날지 못하지만, 그러나 쉬지 않고 앞으로 나가면 산이나 못도 날아갈 수 있다. 총명한 사람이나 우둔한 사람이 학문하는 모양도 이와 같은 것이다.

대개 젊은 때는 생각이 단순하기 때문에 기억력이 좋으며, 나이를 먹어 늙어지면 정신이 흐려져서 잊어버리기 쉽다. 그러므로 학문은 빠를수록 좋다 할 것이다. 열심히 노력하면 몸에 익혀 천성적인 현자와 다를 것이 없게 된다. 한편 남보다 뛰어난 기량은 있으나 젊은 시절 사정이 좋지 않아 수학할 수 없었다 하더라도 만년에 배우면 비록 그 시작은 늦었다 할지라도 곧 대성할 수도 있다. 이것은 마치 파종이 늦었다 하더라도 토질이 나쁜 땅에 일 년 동안 고생하여 가꾼 것보다도 더 많은 수확을 거둘 수 있는 것과 같다. 천재를 태양의 광선에, 범인을 촛불의 빛에 비유한 것[23]은 옳지 못하다.

지금 세상은 다난하여 유교는 몰락해 있다. 문왕과 무왕의 도는 땅에 떨어지려고 하고 있다. 어떤 사람은 여색에 빠져 있고, 어떤 사람은 출세를 다투고 있다. 경서에 정통하면서 가난하고 의지할 곳 없는 사람은 자유(子遊)나 자하(子夏)에도 견줄 수 있는 바탕을 가지고 있으면서도 땅 속 깊이 묻혀 있다.

그러나 바람을 타고 세력있는 사람의 날개 끝에 매달린 사람은 보통 재주밖에 없어도 구름 위를 날아다니고 있다. 또 인간의 본무를 버리고 명리를 쫓는 사람은 부지런한 현인이라 부르며, 경서나 끼고 인격을 닦고 있는 사람은 시대에 뒤떨어진, 세상에 맞지 않는 사람이라고 한다.

그리하여 세상사람들은 모두가 먼지를 뒤집어쓰고 비바람을 맞으며 서리에 적시면서 얼음을 밟고, 황금과 돈을 품에 지니고 명사나 미녀 같은 선사품을 끌고다니면서 가까운 지름길을 찾아나선다. 아침에 씨 뿌리고 저녁에 거두는 것이다.

한편 집 안에 들어박혀 고전들과 씨름하면서 숨은 진리를 찾아내고, 조용한 가운데 도를 즐기며, 아무리 엄동이라 해도 변하는 일이 없는 소나무처럼 높은 절개를 지키고 세간의 장단에 맞추어 하늘거리는 부평초처럼 떠돌지 않는 그러한 사람은 많지 않다. 출세에 급급하여 불우한 운명에 고민하는 사람들은 어찌하여 쉽고 빠른 대도를 버리고 걷기 힘든 소로를 걸어가려 하는가!

그러므로 냇가에 서서 시간이 다시 돌아오지 못함을 탄식할 사람은 나오지 않는다. 자금(子衿)의 시[24]가 이루어진 것도 이 때문이다. 또 이 때문에 세상의 풍속을 개탄하는 사람은 가슴아프게 장탄식을 하고, 도를 근심하는 사람은 슬픔을 안고 절망하게 된다.

대저 추위 뒤에는 더위가 온다. 난세가 끝이면 태평한 세상이 온다. 무관이 번영하던 시대가 지나면 문관이 영화를 누리는 시절이 온다. 이것은 필연의 이치이다.

바라건대 도적의 무리들이 모두 소탕되어 태평한 세월이 다시 찾아와 해와 달 그리고 별들이 자기의 궤도를 따라 돌며 묵은 나라가 유신으로 새로워지고 하늘의 비[25]를 휘둘러 널리 지난 날의 구폐를 일소해버렸으면 싶다.

또 태양이란 커다란 용광로의 불을 일으켜 보이지 않는 주형(鑄型) 속에서 물건이 만들어지고 조물주가 주관하는 녹로(轆轤)를 돌려서 만물을 주물러 내고, 훌륭한 것만 만들고, 더러운 것들을 씻어냈으면 한다.

또 사악함을 고쳐 바르게 하고, 방패나 창 따위는 걷어 치우고, 활과 살을 포대에 담으며, 크고 작은 학교를 일으키고 젊은 사람을 모아서 교양을 강의하며, 성인의 가르침을 널리 선포하고, 야에 숨어 있는 현자를 후대하여 정치에 참여하게 하고, 봉의 날개로 하여금 푸른 하늘을 마음껏 날개하며, 준마의 발로 천리를 달리게 하고, 박학하면서도 세상에 나오지 않았던 신공(申公)[26]이나 복생(伏生)[27] 등에게 현훈(玄纁)[28]을 증정하며, 포차에 태우고, 우울한 기염을 토하게 하고, 그 신분을 높이고 그 도를 행하게 하기를 바란다.

그렇게 하면 세상은 요순의 태평시대가 재현되어 은택은 온 천하를 덮으며, 형벌은 무용지물이 될 뿐만 아니라 사방에 태평세월을 찬양하는 노래 소리가 메아리칠 것이다. 화기는 온누리에 차서 탐스러운 벼이삭이 고개를 수그리고 말 것이다. 얼마나 경사스러운 일이랴!

옛날 진(秦)의 이세황제(二世皇帝)는 유학을 무시하고 성인의 도를 버렸으며, 형법만에 의지하였다. 그리하여 백성들은 덕이 무엇인지 알 수 없었고, 다만 살육하는 형벌만 들었을 뿐이다.

그러므로 마음이 현혹되어도 본래의 상태로 돌아갈 길을 모르며, 한 번 일을 실패하면 자신을 구제할 방법을 모르며, 마침내 구름 위 높은 곳에서 깊은 연못으로 떨어져 녹아 없어지고 만다. 귀한 사람이든 천한 사람이든 이것을 거울 삼아야 할 것이다.

■ 譯註

주1. 곤륜산.

원래 낭풍(閬風)으로 되어 있다. 제2권 〈일민〉을 참조.

주2. ~ 좁았던가.

원문은 「面牆之至困……」. 여기서 면색(面牆)이란 말은 담에 부딪친다는 말로, 그 뜻은 견문이 좁다는 것을 비유한 말이다. 《顔氏家訓 勉學》.

주3. 누각

원문은 「不可臺榭者……」인데, 대사(臺榭)는 높은 전망대를 말한다. 주에는 '臺'는 흙으로 쌓아올린 것이고 '榭'는 나무로 높게 진 것을 말한다 했다. 〔注〕有闍者謂之臺. 有木者謂之榭. (闍)는 흙을 쌓아올린 것.

주4. ~ 꿇을 수 있다.

이광(李廣)은 돌을 호랑이로 오인하고 있는 힘을 다하여 활을 당겼다.

주5. ~ 볼 수 있게 된다.

공자(孔子)는 꿈에 주공(周公)을 보지 못한 것을 자신의 건강이 쇠약한 탓이라 여기고 크게 탄식했다.

주6. 사과(四科).

사과(四科)는 공문에 있어서의 네 가지 과정. 즉 덕행, 언어, 정사(政事), 문학.

주7. ~ 어울려 지냈지만

《論語》공야장편에 그가 투옥되었다는 얘기가 전해진다.

주8. ~ 죽어도 좋다.

《論語》里仁편.

주9. ~ 알아냈다.

《論語》爲政.

주10. ~ 숙독했다.

《史記》孔子世家.

주11. 동중서(董仲舒).

전한(前漢) 때의 대유학자. 무제(武帝) 때 현량대책(賢良大策)의 상신이 인정되어 문교 정책에 참획함. 《동자문집(童子文集)》,《춘추번로(春秋繁露)》등의 저서가 있다.

주12. ~ 때가 없었고,

《漢書》本傳.

주13. ~ 배웠으며,

《漢書》循吏傳.

주14. ~ 공부를 했다.
《說苑》建本.
주15. ~ 미리 경계하고
제(齊)나라에 다리가 하나인 새가 나타났다. 공자에게 묻자, 큰 비가 올 징조인즉, 제방을 쌓고 경계하라고 대답했다.《孔子家語》辨政.
주16. ~ 알아보며,
공자가 진(陳)의 조정에 있을 때 매가 떨어졌다. 매에 화살이 꽂힌 것을 보고 알았다.《孔子家語》辨物.
주17. ~ 설명해 주고
초(楚)의 소왕(昭王)이 강 속에서 큰 것을 보고 공자에게 물으니, 상서로운 것이니 먹어도 좋다고 했다.《說苑》辨物.
주18. ~ 알아내고
계환자(季桓子)가 우물을 파다가 양처럼 생긴 짐승을 파냈다. 놀라서 공자에게 개가 나왔다 하자, 공자는 그것은 분양이라고 했다.《孔子家語》.
주19. ~ 알 수 있었고
오왕(吳王)이 석실에서 보서를 구했는데, 공자가 이를 해독, 우(禹)가 산 속에 감춘 것임을 알았다.《포박자(抱朴子)》변문(辨問).
주20. ~ 얘기하고
오(吳)가 월(越)을 공격했을 때 거대한 사람의 뼈를 얻었다. 오의 사자가 노(魯)에 와서 공자에게 묻자 우(禹) 시대의 방풍(防風)씨의 뼈라고 대답했다.《孔子家語》辨物.
주21. ~ 것이다.

《孔子家語》에 계강자(季康子)의 역(曆)이 틀린 것을 공자가 지적한 얘기가 있다.

주22. ~ 일이 있거늘

중국에는 옛부터 무심히 부르는 아이들의 노래 속에 길흉의 징조가 나타난다고 생각했다. 《漢書》 五行志에는 많은 예가 실려 있다.

주23. ~ 비유한 것

《莊子》 逍遙遊.

주24. 子衿의 詩.

《詩經》 鄭風. 학교가 폐하게 된 것을 한탄한 노래.

주25. 하늘의 비

원문은 「天惠」. 교어에 의하여 天彗로 고쳐 해석했다. 彗星(혜성)은 세상에 쌓인 악폐를 씻어낸다는 신앙이 옛부터 있었다.

주26. 신공(申公).

노(魯)의 시학.

주27. 복생(伏生).

진(秦) 시대에는 은거하다가 한 초에야 비로소 세상에 나온 상서학자.

주28. 현훈.

검고 붉은 포(布). 하사품.

권 4 (崇敎) 숭교

　〈숭교〉라고 하는 말은 가르침을 공경하고 숭상한다는 뜻이다. 또는 유교(儒敎)를 숭상하는 것이라고도 말한다.

　그러나 본 편에서 말하는 숭교(崇敎)는 종교적인 가르침을 뜻하는 것은 아닌 것 같다. 가둔(嘉遯), 일민(逸民), 욱학(勖學) 등 제권의 내용으로 미루어 볼 때 어디까지나 교육적인 의미로 이해하는 것이 옳다고 본다. 만약 유교를 숭상한다는 뜻이라면 선가의 학자로써 엄청난 모순이 될 것이다.

　그러나 유교라고 해도 공자의 학문을 하는 선비의 집단으로 보는 것이 보통이기 때문에 유생(儒生)이란 말의 범주(範疇)를 별로 벗어나지 못하는 것 같다. 종교라는 것이 무한·절대의 초인간적인 신불(神佛)을 숭배하고 신앙하여, 이로 인하여 선악을 권계하고 행복을 얻고자 하는 것이라고 한다. 유교는 엄밀한 의미에서 종교가 아니라고 주장하는 사람이 있다면 이유 있는 말이라고 할 것이다.

어쨌든 본 편의 〈숭교〉는 교육적인 차원에서 이해하고자 한다.

대저 인간은 물론이고 금수라 할지라도 살아가기 위해서는 생활방법을 익혀야 된다. 가르치고 익히는 것이야말로 생활하는 데 있어서 하나의 성장 수단(成長手段)이라 해도 과언이 아닐 것이다. 다만 인간은 다른 동물들과는 달리 복잡한 사회생활을 하면서 살아야 되기 때문에 때로는 강제로 교육하지 않으면 안 될 사정이 있다.

대저 교(敎)라는 것은 가르침을 말한다. 그러나 가르친다고 함은 매우 폭이 넓은 의미를 지니고 있다. 우선 전술한 바와 같이 개몽의 뜻이 있고, 또 그것을 완성하려면 그것을 본받아야 된다. 즉, 효(效)가 된다. 그리고 형태적으로 본다면 사부가 제자에게 지식을 전수한다는 것(授)과 임금이 칙명을 내려 백성들을 인도하는 것(天命), 그리고 위정자와 백성들 사이에서 질서를 유지하려고 한다면 약속이 선행되어야 한다. 그 정치적인 약속을 법령이나(令), 또 인생의 목적을 가르치는 종교가 있다.

이러한 모든 것이 교(敎)라는 의미로 표현된다고 볼 때 단순한 성장 수단에서 교화로 발전하고, 나아가 인간 사회와 우주의 조화를 엮어 놓고 있다. 교를 존경하고 숭상한다는 것은 그야말로 인생의 금언이 아닐 수 없다.

포박자가 선가의 학자로써 유학을 중시한 것은 그만한 이유가 있으리라 본다. 많은 선가들이 현실을 극단으로 무시하는 경향이 있는 데 반하여 포박자는 현실을 우주 원리의 한 작은 부분으로 생각하면서 자기를 비롯한 인간을 위하여 사회와 국가의 존재를 인정하고, 그것을 위해 헌신하는 은자를 칭송하고 있다. 현실과 타협하지 않은 은사는 비리와 어울릴 수 없다는 것을 의미할 뿐이다. 만약에 과연 자기 일신만을 생각하여 은둔의 경지에 들어간다면 무슨 가치가 있겠는가 !

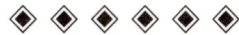

포박자가 말했다.
한 개의 털 끝에 시선을 모으는 사람은 태양의 빛을 볼 수 없다. 조그마한 일에 마음을 쏟고 있는 사람은 유도(儒道)의 광대함을 이해할 겨를이 없다. 저린 생선 냄새를 좋아하는 사람은 풀 속에 풍기는 향기를 잊으며,[1] 미혹이 심한 사람은 원래의 길로 돌아오지 못한다.
대저 먹줄을[2] 퉁기면 구부러진 나무는 없어진다. 도의 가르침에 감화되면 간사한 사람은 없어진다. 몸을 바르게 하는 길은 학문보다 더 좋은 것이 없다. 학문을 넓히는 길은 먼저 부지런해야 한다. 부지런하려면 뜻을 굳게 가져야 한다. 만약 의지가 굳지 못하면 빈천한 사람은 살기에 급급하고, 부귀한 사람은 향락에 빠진다. 그리하여 수대에 걸쳐서 박식한 선비를 보기 힘들며, 눈뜬 장님은 거리에 즐비하게 된다.
만약에 세간에 묻힌 선비가 낮이면 밭을 갈아 호구를 하고, 밤이면 나뭇불에 수업을 하고, 벼슬에 있는 사람이 연회의 여가를 이용하여 권선징악(勸善懲惡)의 서적에 눈을 돌린다면, 세상에는 어리석은 자가 없어지고, 자유(子遊)나 자하(子夏)³⁾ 같은 높은 선비가 속출할 것이다.

세상에 기아에 허덕이며 떨고 명아주나 콩잎도 넉넉히 먹을 수 없으며, 살갗은 바람과 서리에 시달리고, 입에는 술재강이나 겨도 들어갈 수 없는 가난한 사람이 있다. 이러한 사람은 선생을 모시려 해도 자금이 없고, 집에 있어도 지내기가 어렵다. 쟁기를 놓으면 농사일을 그만두어야 하고, 책을 잡으면 부모를 공양할 수 없다는 사람도 있다. 비록 학업을 모른다 해도 관대하게 보아야 할 것이다. 이것은 소위 소금을 나르는 수레를 끄느라 고생하는 천리마와 구야(歐冶)의 대장간을 거치지 못한 적도(赤刀―명도)가 아직 원철로 있는 것과도 같은 것이다.

한편 왕손이나 공자들은 사치스럽게 놀며 지낸다. 미인들 사이로 하느적거리는 흥취에 백성들의 고생은 아랑곳없고, 눈은 오색의 황홀 속에 젖고, 귀는 정(鄭), 위(衛)의 음란한 음악에 지치고, 코는 난사(蘭麝)의 향기에 싫증이 나고, 혀는 기름진 음식에 마비된다.

겨울이면 돈피나 여우의 모피로 몸을 감싸고, 여름이면 날개 같은 옷을 걸치며, 외출할 때는 경봉(慶封―제나라의 공자. 돈이 많고 수렵을 즐겼다)이 타던 가벼운 마차로 달리고, 집에 돌아와서는 화려한 방 안에서 잔치를 연다. 창이나 서까래는 청홍으로 꾸미고, 궤 안에는 보물을 쌓아 두며, 요염한 여인들을 모아 즐기고, 향기로운 술잔에 취해 버린다.

서면 회음(會飮)의 괴수가 되고, 앉으면 도박의 원수(元

帥)가 된다. 문장을 읽으라고 하면 아는 것도 없는 터에 학자를 초개같이 무시하고, 말하고 쓰는 것이 전거(典據)가 없고, 인용하는 것이 옳은 것이 없고, 토론이라면 시작하면서부터 이미 기가 꺾이고, 질문을 당하면 아직 늙지도 않았는데 초췌하기가 눈으로 볼 수 없다.

이러한 사람은 콩과 보리의 구분이야 할 수 있다 해도 장님과 다를 것이 없다.

포박자가 말했다.

들은 바에 의하면, 제왕의 후계자가 될 사람은 반드시 태학(太學)에 들어가서 스승에게 도리를 묻고 동학의 젊은 이들과 대등하게 사귀었다고 한다. 그렇게 하는 것은 신하로서의 도리를 알고 난 후에야 비로소 군주가 되고, 자식으로서의 도리를 알고 난 후에 비로소 부모가 된다는 것을 말함이다.

그러므로 학문이 몸에 익히고 난 다음에야 관에 종사할 수 있는 것이며, 처음부터 관리가 되어 실제로 정치를 하면서 배워서는 안 된다.[4] 식칼을 사용하는 법도 모르면서 요리를 하려고 하면 자칫 베기 쉽다고 정(鄭)나라의 자산(子産)은 탄식하였다. 나라를 다스리는 법을 배우지도 않고 관리가 되어 욕망대로 일을 처리하는 것은 인간 이하라고 할 것이다.

그런데 귀족의 자제들은 깊고 깊은 대궐 안에서 태어나 여인들의 치마폭에서 길러진다. 어떠한 시름도 하는 일이 없으며, 두려움이나 고통이라는 것은 무엇인지도 경험해 본 일이 없다. 더욱이 아직 강보를 벗어난 지도 얼마 안 되어 청·홍의 인끈을 받고 높은 자리에 나아가는 경우도 있다.

그런 터에 생사여탈의 막중한 권한까지 장악하여, 부하들의 신분이나 이해(利害)가 자기 기분 나는 대로 한 마디 말로 결정한다. 부하들에 대한 애증(愛憎)의 생각은 잠시도 멈추는 일이 없고, 부하들끼리의 서로 칭찬하고 헐뜯는 비평의 소리로 귀가 시끄럽다.[5] 사이비의 도당들이지만 기회를 포착하여 사실무근한 일을 날조하고 평소의 신용을 빙자하여 아첨하고 추정할 뿐이다. 그들의 하는 짓이란 천변만화(千變萬化)하여 주판을 가지고도 다 헤아릴 수 없다. 붓과 먹을 가지고도 모두 밝힐 수 없다.

만약 학문이 없다고 한다면 그들의 정사나 진위를 어찌 분별하며, 고금에 일어난 사실들을 어떻게 상세하게 알 것이며, 스스로 깨달은 이치를 느낄 수 있으며, 집안이 기울어져 가는 재앙을 어찌 피할 수가 있겠는가?

선철은 높은 지위에 있으면서도 항상 위험을 잊지 않았고, 자식을 사랑하려 하면 먼저 옳은 것이 무엇인가를 가르쳤고, 절차탁마(切磋琢磨)하여 사도(邪道)에 빠지지 말라고 하였다.

그리고 훌륭한 스승을 선택하여 그 행위를 본보기로 하며, 선량한 벗을 가려서 감화를 받도록 하였다. 또 널리 책을 읽도록 권고하고, 고금의 성패를 거울삼아 들려 주고, 과거의 일을 살펴서 미래에 다가올 일을 알게 하고, 남의 행위를 본받아 자기의 행위를 옳게 고치도록 하면서 바른 길로 나가라 했다.

언제나 규범의 제한된 틀 속에서 행하도록 하고, 마치 만길 낭떠러지 위에 발뒤꿈치가 걸려 있듯이, 사나운 말 등에 타고 얼음판을 걸어가듯 전전긍긍 몸을 삼가하도록 했다.

이렇게 함으로써 이 아들은 후회의 비탄 속에 빠지지 않고 행운을 누릴 수 있었던 것이다.

옛날 두가(竇家)의 사람들은 아비가 남긴 가르침 덕분에 행복을 누릴 수가 있었고,[6] 곽우(霍禹)는 함부로 행했기 때문에 재앙을 받았다.[7] 중산왕(中山王)이나 동평왕(東平王)[8] 들은 학문을 좋아하였기 때문에 무사태평할 수 있었고, 연(燕)나라 날왕(剌王)[9]은 무지했기 때문에 위란에 빠지고 말았다. 옛날의 고사를 명심하면 오늘의 좋은 본보기가 될 것이다.

은(殷)의 탕왕(湯王)이나 주(周)의 무왕(武王)은 이윤(伊尹)이나 태공망(太公望)에게 감화를 받아 크게 일어났고, 하(夏)의 걸왕(桀王)이나 은의 주왕(紂王)은 추치(推哆)와 숭호(崇虎)의 말을 믿었기 때문에 결국 망하고 말았다.[10]

벗과 스승은 주의하여 택하지 않으면 안 될 일이다. 비록 문벌은 없더라도 덕행이 있는 선비로 청빈 속에서 스스로 일어서고 세속과 타협하려 하지 않으므로 꺼려하는 자야말로 벗이나 스승으로 선택할 만하다.

그 경학은 동중서(董仲舒)나 환영(桓營)과 같고, 그 강직함은 공수(龔遂)나 왕길(王吉)[11]과 같은 사람, 아침 저녁으로 충과 효를 외우고, 옷깃을 바로 여미고 존망(存亡)의 궤도를 증명하고, 마음의 때를 씻어내고 사악함을 막으며, 교정할 수 있는 사람이다. 이러한 스승을 선택하면 반드시 욕정을 억제할 수 있고, 법칙을 따르며, 도의 가르침에 들어갈 수가 있는 것이다.

한(漢)의 말세와 오(吳)의 만년은 그렇지가 못했다. 가문의 이름에 의해서만 선택하여 채용하고 붕당의 선전에만 맡기어 허명의 인물을 사용했다. 천자의 사우(師友)라는 이름은 있어도 천자의 과오를 간한 실적은 없었다. 단지 무익할 뿐만 아니라 오히려 해가 되었다.

왜냐하면 그들이 강론하는 것은 도덕도 아니지만, 그들이 진언하는 것은 모두가 나라의 이익이 되지 못 되었기 때문이다. 기껏 한다는 소리가 새로 나온 노래나 미인이고 가무의 명수에 대한 평판뿐이다. 누구의 노래 소리가 듣기 좋다든가, 듣기 싫다든가, 관현의 악기는 누가 잘 킨다는 등 지껄인다.

또 누구집 개나 말이 빠르고, 놀러 갈 곳이나 재미있는 얘기만을 의논한다. 칠기의 무늬와 조각의 평판이나 늘어놓고, 바둑이나 윷 노는 재주며, 낚시질이나 사냥 또는 무술의 솜씨, 거느리고 있는 기생이나 첩이 예쁘니 미우니 재잘거리고, 입고 있는 옷이 맵씨가 있느니 없느니 평가하고, 승마나 궁술 또는 검술의 재주를 서로 다툰다. 여러가지 별난 무리들이 모여들어, 분에 넘치는 사치만 늘어날 뿐이다.

그들의 주택은 옛날이면 요대(瑤臺-걸이 지음)나 경실(瓊

室-주가 지음)과 같고, 가까이는 아방궁(阿房宮)이나 임광전(林光殿)을 방불케 한다. 천문 만호(千門万戶)라는 한나라 건장궁(建章宮)도 이것에 비하면 오히려 좁고, 한 나라 궁정 안의 곤명지(昆明池)나 태액지(太液池)도 이곳의 못처럼 깊지도 크지도 않다. 요제(堯帝)의 갈대 지붕과 흙계단을 조잡한 것이라고 조소한다.

이 급하지도 않은 공사에 백성의 노력과 엄청난 국고가 탕진되었다.

흙을 쌓아서 오악(五嶽)[12]을 방불하게 하고, 물을 끌어들여 구하(九河)[13]를 본뜬다. 하늘에 닿을 높은 대에 올라, 구름 속으로 들어가는 창을 열면 갑자기 음란한 음악 소리가 사납게 귓가를 때리고, 엷은 가사 소매가 펄렁이며 눈을 어지럽힌다. 복상(濮上)[14]의 소리와 북리(北里)[15]의 곡이 교차하며 울려퍼진다. 밤도 낮도 없이 술자리와 악기 사이를 맴돌며, 떠날 줄을 모른다.

때로는 비취깃으로 곱게 꾸민 푸른 일산을 세워서 교외로 나가 사나운 날짐승을 쏘아 떨어뜨린다. 사냥을 위해 준마는 비탈길을 달리며 땀을 빼고, 부하들을 뙤약볕에 몰아세운다. 동이 트기 전에 횃불을 들고 출발하여 저녁에 별을 세며 돌아온다.

이쯤 되면 나라의 정무는 엉망이 되고, 백성은 다스려지지 않으며, 상벌 따위는 이미 무의미하여 사회의 질서는 혼란해지고 만다.

또 때로는 넘실거리는 바다 위에 아름다운 배를 띄우고 푸른 물결에 그물을 던지며, 잔잔한 호수에 낚싯줄을 드리우고, 맑은 연못 위에서 뱃노래를 연주한다.
 혹은 하늘 높이 화살을 날려 기러기떼들을 떨어뜨리고, 물 속 깊이 실을 늘어뜨리어 큰 고기를 낚아 올린다.
 때로는 산기슭 수풀 속에 덫을 놓고, 산천을 몰이꾼으로 삼아 겹겹이 에워싸고 수풀에 불을 지르는가 하면, 들판에 말을 달리게 하며 사냥개를 풀어 놓아 맹수의 고기를 물어뜯게 하고, 매를 풀어 놓아 작은 새를 잡게 하며, 돌쇠뇌 (투석구)로 무소를 죽이고, 긴 창을 들어 곰이나 범을 넘어뜨린다.
 이러한 일들이 이미 몇 해 동안 끊임없이 반복되고 있다. 그 위에 계절의 연회며, 여행하는 사람의 송별회, 축하연 등이 더해진다. 다정한 벗을 맞이하는 일이며, 선물을 가지고 온 사람에 대한 접대 등 속세의 할 일은 한이 없다.
 이렇게 정도에서부터 점점 멀어지고, 반대로 노는 버릇은 점점 굳어진다. 따라서 유학과의 거리는 점점 멀어져 간다. 홀로 성쇠의 이치를 깨치고, 탐욕의 구렁텅이에서 스스로 빠져나오고, 악덕의 길을 버리고 영원한 대도로 돌아오는 사람은 참으로 드물다.
 아아! 이러고 보면 나라를 안전하고 평안하게 하려는 사람은 매우 드물며, 나라를 기울게 하고 피눈물을 흘리게 할 사람만 무한하다.
 지금 성천자께서 위에 계시어 옛날의 태평세월을 본받아 백성을 구원하시고, 도덕의 견고한 둑을 쌓아서 범람하는 욕망을 막고, 상과 벌을 분명히 하여 선을 권하며, 악은 징계한다.

생각컨대 황족이나 귀족들은 젊어서부터 유학에 정진하여 이를 존중하고 예의와 학예에 노력해야만 할 것이며, 노장과 같은 도는 급하지 않으므로 우선 육경의 정도에 힘써야 한다.

■ 譯註

주1. ~ 향기를 잊으며
원문은 「忘茝蕙……」인데, 여기서 '茝(채)'는 천궁에 속하는 향풀을 말하고, '蕙(혜)'는 하나의 줄기에 꽃이 많이 피나 향기가 적은 것을 말한다. 이에 대해 한 줄기에 한 꽃만 피나, 향기가 많은 것을 난(蘭)이라 한다. 그러므로 '채혜'는 그윽한 향기.

주2. ~ 먹줄을
원문은 「夫受繩墨者……」인데, '繩墨'은 먹줄을 말한다. 그것은 규칙, 형태, 정규 등을 의미하는 것으로, 먹줄을 퉁기다가 바르게 제도한다는 말.

주3. 자유(子遊), 자하(子夏).
자유와 자하는 공자의 제자.

주4. ~ 배워서는 안 된다.
자피(子皮)가 윤하(尹何)를 가로로 하여 실지에 대하여 배

우도록 하라고 자산에게 좋은 말로 타일렀다(《左傳》襄公三十一年).

주5. ~ 귀가 시끄럽다.
원문은 「括厲於耳」인데, 괄여(聒厲)의 의미로 해석했다.

주6. ~ 누릴 수가 있었고
두융(竇融)의 아들들은 모두가 교만했지만, 융이 엄히 다스렸기 때문에 아들 대에서는 망하지 않았다(《後漢書》竇融傳).

주7. ~ 재앙을 받았다.
우(禹)는 곽광의 아들. 광이 죽은 후 모반을 했다가 죽었다(《漢書》霍光傳).

주8. 중산왕(中山王), 동평왕(東平王).
중산왕과 동평왕은 모두 광무제(光武帝)의 아들.

주9. 날왕.
날왕은 한(漢) 무제의 아들.

주10. ~ 망하고 말았다.
《墨子》所染.

주11. 공수와 왕길.
왕망(王莽)의 부름을 받았지만 정도가 아니라고 생각하여 이를 거절했다.

주12. 오악(五嶽).
泰, 華, 衡, 恒, 崇山 등.

주13. 구하(九河).
우(禹)왕 때의 황하로 흘러 들어간 아홉 개의 지류.

주14. 복상의 음.
진(晉)의 평공(平公)이 복수의 강가에서 들었던 망국의 음

악.
　주15. 북리(北里).
　북리(北里)는 제(齊)나라에 있던 유곽.

권 5
(君道)
군도

　군도(君道)라고 함은 군주가 된 사람이 마땅히 행해야 될 도리를 말한다. 왕도(王道)와 같은 의미이다.
　군주는 백성을 다스리는 최상위의 막중한 대업(大業)을 맡고 있다. 크고 작고를 불문하고 맡은 일을 수행하려면 스스로의 자질과 능력을 길러야만 한다.
　포박자는 군주가 되는 사람은 먼저 자신을 닦아야 된다고 했다. 수양(修養)은 곧 그것의 바탕이 되기 때문이다. 깊은 수양 위에 어진 정치를 베풀 수 있고, 국가의 대업을 이루는 요령을 스스로 터득할 수도 있다.
　그리하여 포박자는 많은 차별상을 한데 묶을 수 있는 넓은 도량이 있어야 청탁(淸濁)의 여러 신하를 거느릴 수 있으며, 악은 단호히 물리치고 선은 존중할 수 있는 결단력이 필요하다고 했다. 이러한 도량이나 결단력이 구비될 때, 군주의 위엄은 천하를 이끌며, 온 백성을 잘 살 수 있게 할 것이다.

군주는 태양이 하늘 높이 떠서 온누리를 비치는 것처럼, 언제나 높은 곳에서 낮은 곳에 있는 백성들의 생활을 살펴 보고, 그것을 한시라도 게을리해서는 안 된다. 그러므로 어진 신하를 등용하여 백성과 군주 사이에 세우고, 아랫일은 위로 군주에게 상달되고, 위로부터의 군주의 명령이 아래로 전해져서, 손바닥을 들여다보듯 모든 일을 한눈에 볼 수 있어야 할 것이다.

포박자는 군주가 백성을 생각하는 것이 수레를 타고 있으면서도 뒤집힐 위험을 염두에 두고, 전각(殿閣)에 올라서도 백성의 고역(苦役)을 잊지 않으며, 아름다운 조각이나 그림을 감상하면서 백성의 억울한 하소연이 무엇인가를 두려워하는 마음을 지녀야 한다고 했다.

그러므로 어진 군주는 관리의 잘못을 언제나 주의깊게 살펴보고 백성이 곤궁에 처하는 일이 있으면 군주 자신의 죄라고 생각하고 스스로 잘못을 빌었다고 한다.

본 편은 군주가 도리를 지키므로써 나라가 흥하며, 이를 어기면 멸망한다는 교훈과 이치를 상세히 논하고 있다.

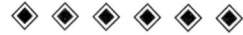

포박자가 말했다.

태고의 혼돈 속에 있던 우주는 두 갈래로 나누어졌다. 맑고 거므스레한 부분은 위로 올라가고, 탁하고 노란 부분은 아래로 잠기게 되었다. 이리하여 하늘은 높고 땅은 낮다고 하는 차이가 뚜렷해졌다.

옛 성인들은 이러한 천지의 이치를 바탕으로 하여 임금
과 신하의 도리를 세우고, 그것에 따라서 여러 가지 관직
을 마련하여 백성을 다스림으로써 태평한 세월을 누리게
했다.[1]

 임금이 된 자는 반드시 자신의 몸을 먼저 닦아서 사해의
모든 사람들에게 솔선해야 하며, 편파적인 마음을 버림으
로써 왕도(王道)를 지키고 사사로운 정은 버리며, 공평을
목표로 함으로써 모든 차별상을 포용할 수 있어야만 한다.
외계의 사물에 대하여 참과 거짓을 밝히고, 일어난 사건을
자세히 들은 후에 자기의 견문을 더하여 판단하고, 착한
사람을 등용함에는 방죽을 트듯 힘차게 추진하고, 악한 사
람을 물리치는 데는 현악기의 줄을 끊듯 절도있게 행해야
한다.

 덕이 있는 사람을 돋보이게 하고, 도리에 어긋나는 사람
을 퇴치하며, 친한 사람을 등용하고, 어진 사람을 간절하
게 불러서 가까이 하고, 둥근 것은 둥글게, 네모난 것은
네모나게, 똑바른 것은 똑바르게, 날카로운 것은 날카롭게,
각각 그 성의를 다하도록 해야 한다. 기량 이상의 책임을
맡기지도 않지만, 역부족의 일 또한 시키지 않는다.

 명목(名目)에 따라서 그것에 알맞는 실질(實質)을 요구하
고, 몇 번이라도 거듭 살펴서 노력하도록 한다. 교전(敎典)
을 마련하여 백성들의 행·불행에 대한 규준을 발표할 뿐
만 아니라, 상과 벌을 분명히 하여 선은 크게 장려하고,
악은 단호히 응징한다.

 관리에 대한 사찰(査察)을 엄격히 하여 관작의 남발을 방

지하고, 관리들의 옳고 그름을 상세히 살펴서 결코 폐해가 없도록 해야 한다.

　포상(褒賞)을 함에는 이치에 맞지 않은 요행 같은 것은 있을 수 없다. 처벌을 함에는 백성 모두가 죄가 있다고 인정하는 자이어야만 한다. 경전(經典)을 가지고 백성을 옳바르게 하고, 참 마음으로 백성을 인도하며, 자애로운 마음으로 백성을 대할 것이며, 예법으로 백성을 통일한다.

　불우한 선비를 발탁하여 계급적 불만을 해소시키고, 청렴한 풍조를 장려하여 인물을 바르게 비평할 수 있어야 한다. 이렇게 하여 인사(人事)에 부작용이 없도록 해야만 한다.

　조정에 들어가 백성을 다스리는 자리에 있는 자는, 권한을 넘어 방자하게 행할 수는 없다. 장군이 되어 싸움터에 나가는 자는 위란을 꺼려하지도 않으며, 목숨을 아끼려 해서도 안 된다.

　가까이 있는 백성을 기쁘게 함으로서 멀리 있는 오랑캐들까지도 저절로 찾아와 머리를 숙이게 하고, 문덕(文德)을 닦음으로써 등을 돌린 선비를 불러들인다. 백성의 곡간을 넉넉하게 하고, 도덕을 진보시킨다는 대도(大道)를 천명하고, 영악하게 거짓을 꾸미는 잔재주 따위는 통할 수 없도록 한다.[2]

　그렇게 하면 형벌은 밝아지고, 법률은 옳바르게 베풀어지며, 연민과 신중을 가지고 단죄(斷罪)를 행할 수 있게 된다. 아름다운 풍속이 대대로 전해지면 모든 오탁한 그림자는 저절로 자취를 감추어버리고, 관인(寬仁)의 정책이 주류를 차지하게 될 것이다.

　밖으로는 문무의 신하들을 총괄하고, 안으로는 친속을 튼튼한 방패로 삼아 그 가신이나 방계 친척까지도 모두 힘을 합쳐서[3] 왕실을 지키도록 한다.

　그리하면 가지나 잎이 무성하다 해도 줄기가 상할 염려는 없으며, 지류(支流)가 아무리 번성한다 할지라도 본류(本流)를 배반할 우려는 없다. 이렇게 굳건한 반석 위에 나라를 세운다면 외국의 야심을 막을 수가 있는 것이다.

　옛날 삼묘(三苗)[4]가 망한 것을 본다면 큰 강을 지키는 것만으로는 믿을 수 없음을 잘 알 것이다. 예(翳)[5]와 주(周)의 유왕(幽王)이 나라를 지키지 못한 것을 본다면, 수도를 둘러싼 험준한 산등성이도 별로 믿을 것이 못됨을 알 수 있다.

　저 양자강(揚子江)이나 한수(漢水)는 의연히 존재했음에도 강국인 초(楚-항우)는 패배의 수치를 맛보았고, 검각(劍閣-四川省)은 험난하기 이를 데 없는 곳이었지만 공손술(公孫述)[6]은 일족이 멸망하는 비운을 겪었다. 사악(四嶽)[7]과 삼도(三塗)[8]와 같은 험준한 자연 조건을 가지고도 영주는 몇 번씩이나 바뀌어졌다. 금역탕지(金域湯池)[9]라 하더라도 인화단결(人和團結)[10]에는 미칠 수가 없다. 나라를 지킴은 해외에 미치는 덕에 있는 것이지 산이나 강이 아닌 것이다.

　그러므로 어진 임금[11]은 부족한 것에 항상 마음을 기울이며, 잘못된 것을 개선하며, 생각 밖의 일을 두려워한다. 아무리 훌륭한 계략이 있다 하더라도 언제나 위란을 예상하여 마음을 놓아서는 아니되며, 전쟁에 이겨서 영토가 넓어졌다 할지라도 교만에 젖기 쉬운 것을 스스로 경계해서 언제나 나태하는 일이 없도록 해야만 할 것이다.

저 무한한 하늘을 본받아서, 만물을 온화하게 육성하고 보호하며, 광대한 땅을 본받아 만물을 자기 집처럼 의지한다. 해와 달과 같은 빛을 널리 골고루 비추어서 아무리 작은 것이라도 찾아내고, 또한 조짐이 보이지 않는 곳까지 원대하게 내다본다.

이러한 은혜를 베푸는 것은 봄날의 햇살처럼 따스하고, 그 위엄은 가을 서리처럼 매섭다. 정중히 응수하여 그 시비를 정하고, 공평하게 생각하여 뭇 사람들의 의견을 한데 모으며,[12] 스스로를 겸허하게 낮추어서 아랫사람의 사정이 위로 낱낱이 통하게 하여, 공이 있는 사람을 받들어서 앞으로 나라를 다스리는 귀감으로 삼는다. 그러하면 신하를 능숙하게 부릴 수 있어서 일의 처음과 끝을 손바닥 보듯이 훤히 알 수 있다. 척도를 가지고 정연하게 하면 크고 작은 천하에 대한 생각을 하나로 할 수 있다.

그 높음은 마치 하늘 위에 높이 솟은 낭풍(閬風)과도 같아서,[13] 아랫사람이 그 경중(輕重)을 생각할 수 없으며, 그 깊음은 만길 연못과 같아서 얼마나 깊은 것인지 추측조차 할 수 없다.

이렇게 본다면 군주의 본령(本領)은 헤아릴 수 없으며, 백관(百官)의 재능이 감추어져 있다 해도 모두 나타낸 것이나 다를 바가 없을 것이다. 즉, 이쪽에서는 그 기량(器量)을 다하지 않을지라도 저쪽의 관록(貫祿)을 빠짐없이 살필 수 있는 것이다.
 명령을 내리면 그 소리는 마치 천둥이 울리는 것과 같아서 사악한 변설 따위로는 정의를 누를 수 없다. 법제(法制)를 창립하면 그 밝음은 하늘에 떠 있는 해와 달과 같아서[14] 애증(愛憎) 때문에 일의 진실을 왜곡하는 따위는 없다. 원대한 계획으로 멀리까지 포용할 때면 그 모양은 마치 자욱한 밀운(密雲)이 높이 떠 있는 듯하다.
 견고한 지조로 사업을 이룰 때면, 대지 속에 뿌리를 내린 태산과도 같다. 길흉화복(吉凶禍福)을 미리 생각해서 구설자의 비방과 칭찬 등도 명확하게 분석한다. 그러므로 소박한 사람이 사기꾼에게 속는 일도 없고, 한 사람에 대한 평가가 두 가지로 엇갈리는 혼란도 없다. 독단(獨斷)하는 능력은 있지만 반드시 나무꾼 같은 천한 사람의 의견이라 할지라도 쾌히 받아들일 줄 알며, 맑고 탁한 것을 섞어 마시려고 애쓰지만, 참언(讒言)만은 반드시 들어서 마음 속에 새겨둔다.
 백성이 굶주려 얼어죽으면, 이를 불쌍히 여겨 그 관리를 책하며, 백성이 죄를 지으면 그 책임은 지배자인 자신에게 있는 것이라고 생각한다. 상서로운 기운이 내리면 천우신조(天祐神助)가 있음을 바라며, 하늘이 화를 내면 탕왕(湯王)이 뽕나무 숲에서 자신을 희생하려고 했던 고사(故事)[15]를 생각한다. 방법을 바꿔야 할 때면 지체없이 고치고, 전부터 행해 온 일이 틀린 것을 알고 고치는 일을 수치로 여기지 않는다.[16]
 호랑이와 같은 눈을 부라리며 기밀을 경계하고, 기린(어진 짐승이라 한다)이 앞발을 굽히고 있듯이 먼 곳에 있는 사람을 기다린다.

길가의 토기를 두들기며 태평성대를 노래하는 노인이 없으면 궁 안에서 관현악의 합주 소리를 듣는 것도 부끄러이 여기며,[17] 백성들 중에 밥을 못 먹는 자가 한 사람이라도 있다면 일 장 사방의 식탁에 앉기조차 부끄러워한다. 하늘에 머리를 숙이고 누각에 오르려 생각하면 부역에 불려나온 백성의 노고를 두려워하고, 구미를 당기는 진미를 먹으려 하면 백성에게 내린 연중 행사 때의 광기를 걱정한다. 즐거운 음악 소리를 들으려 하면 안일하게 살아가려는 잘못된 생각을 품을까 우려하며, 찬연한 회화나 조각을 감상하려 생각하면 백성들의 호소를 거두어들여야 되는 것이 두렵다.

요(堯)와 같이 허술한 깃옷을 입고, 위(衛)의 문공(文公)과 같이 눈이 거친 베로 짠 관을 쓰고,[18] 하나라 우(禹)와 같이 낮은 궁전에서 산다. 노대(路台)[19]가 끝내 완성되지 못한 일, 장화궁(章華宮)[20]의 재앙을 불러들인 일, 아방궁(阿房宮)[21]이 화를 불러일으킨 일들을 경계할 따름이다.

신하들에게 명령을 내리면, 그것을 번복함으로서 불신을 초래하는 일이 없게 하며, 여인을 총애함에 있어서는 보사(褒似)[22]나 달기(妲己)[23]가 임금을 현혹시킨 일을 귀감으로 삼는다.

정벌(征伐)에는 자신의 힘과 시세를 살펴보며, 백리혜(百里溪)나 건숙(蹇叔)이 비분을 못 이겨 통곡한 것 같은 일이 없도록 하며,[24] 주벌(誅罰)을 할 때는 사사로운 정을 버리고 도리에 맡길 것이며, 오자서(伍子胥)[25]의 혼이 무고한 죽음을 원망하며 떠돌던 일은 없게 하여야 한다. 두백(杜伯)의 망령이 빨간 활로 선왕(宣王)을 쏜 일,[26] 공자 팽생(彭生)의 망혼이 돼지가 되어서 사람처럼 서서 울던 일[27] 등을 거울삼아 판단한다.

적자(嫡子)를 폐위하려고 할 때는 진(晉)의 헌공(獻公)이 혼미했던 일을 경계해야 하며,[28] 서자(庶子)로 후사를 이으려고 할 때는 유표(劉表)가 그것으로 집안을 멸망시켰던 일을 생각해 본다.[29]

사냥을 나가면 짐승을 잡지 못하더라도, 야에 숨어 있는 선비를 얻게 됨을 기뻐하고,[30] 사면의 망을 삼면이나 걷어서 멀리 있는 나라까지 열복(悅服)시켰다.[31]

여인을 사랑하려고 할 때는 윤길보(尹吉甫)의 후처가 소매 속에 벌이 들어갔다고 속여 백기(伯奇)를 모함한 것과[32] 조비연(趙飛燕)이 성제(成帝)의 총애를 독점했던 일[33]을 되새겨본다.

한 사람의 중신에게 일을 맡기려고 할 때는 진(秦)의 조고(趙高)가 위세를 몰아서 사슴을 말이라고 우기던 일,[34] 홍공(弘恭)과 석현(石顯)이 정직한 사람을 참언한 일[35]에 생각을 모은다. 헌책(獻策)을 받아들이는 데는, 한나라 고조(高祖)가 입 안에서 음식을 토해내고 역식기(酈食其)를 욕한 일,[36] 경제(景帝)가 두영(竇嬰) 등의 의견으로 조조(鼂錯)를 사형한 일[37] 등을 생각한다.

맛있는 물건을 헌상한 의적(儀狄)을 멀리하고,[38] 일시적인 비위나 맞추는 것으로 시종했던 난격(欒激)을 강물에 던져버렸다.[39] 임금에게 아첨하기를 좋아하여 자기 아들을 삶아서 먹도록 한 자를 물리쳤고,[40] 고라니(麋)의 어미가 한탄하는 것을 보고 놓아 주고 만 신하를 더욱 가까이 했다.[41]

물고기로 변하여 놀다가 어부에게 잡히게 된 백룡(白龍)을 거울삼아 경솔한 행동을 그만두고,[42] 산울타리에 걸린 양[43]을 보고 포식하고 싶은 욕망을 억누른다.

후궁 속에서 인체(人彘)의 잔학한 행위가 벌어지는 것을 막고,[44] 서역 밖에서 한혈(汗血)의 명마를 구하려는 사치는 결코 행하지 않는다.[45]

손님을 무는 개를 쫓아내고, 술이 썩을 걱정을 않고,[46] 명마의 뼈를 오백 금에 팔아서 바람보다도 더 빠른 준마를 모은다.[47] 성난 개구리에게 경건하게 절을 올려 용기를 북돋아주고,[48] 사마귀를 피함으로서 무용(武勇)을 권장한다.[49] 공여(公廬)의 간언을 받아들이며,[50] 보신(葆申)의 정직함을 받아들인다.[51] 배와 등의 쓸데없는 털(할 일 없는 신하)을 잘라버리고, 대공을 날아오를 여섯 날개의 큰 깃(柱石의 신하)에 맡긴다. 사냥의 간언에 귀를 기울이고,[52] 여황(茹黃)의 개를(초문왕이 길렀던 사냥개) 삶고, 양백(梁伯)의 미풍을 본받아 완로(宛路)의 화살[53]을 부러뜨린다.

단희(丹姬—초의 문왕이 총애했던 여인)를 추방하여 여색에 현혹되는 것을 막고, 미자가(彌子瑕)[54]를 몰아내고 남색에 미혹하지 않도록 했다.

깊은 연못 속에 물고기를 감추듯이, 나라의 이기(利器), 즉 생살(生殺)의 권한을 남에게 나타내 보이지 않고 꼭 품는다(老子). 땔나무를 옮기는 품을 아까워하지 않고, 머리를 그슬리고 얼굴을 문드러지게 하는 쓸데없는 노력을 그만둔다.[55] 염치 있는 마음을 기르기에 힘쓰고, 관리 등용시험의 기준을 분명히 한다.

진노한 때라도 법규를 초월한 혹형(酷刑)을 과할 수는 없다. 아무리 마음에 드는 상대라 해도 규칙을 무시하면서까지 칭찬해서는 안 된다. 아무리 아끼는 자라 해도 사사로운 정에 얽매일 수 없으므로 죄를 범한 자는 누구나 용서할 수 없다.

미운 사람이라 하더라도 선한 것이 있으면 채택하기 때문에 공이 있는 자라 해도 모두를 간과하지는 않았다. 아랫사람들의 말에도 귀를 기울여서 충성된 말을 받아들이고, 귀에 거슬리는 말이라 할지라도 화를 내지 않고 듣는다. 널리 백성들의 의견을 구하고, 정치에 대한 비방을 싫어하지 않으며, 세간에서 돌아보지 않는 사람의 말이라도 거부하지 않는다.

사소한 상처는 관심을 두지 않고, 커다란 재능에 눈을 돌리고, 현재의 오점을 잊고 장래의 태공을 기대한다. 그렇게 함으로서 조귀(曹劌)[56]나, 맹명(孟明)[57]과 같은 사람처럼 옛날의 실패를 딛고 큰 공을 세운 자도 있는가 하면, 위상(魏尙)[58]이나 장창(張敞)[59]처럼 한때의 수치를 설욕하고 공을 세운 자도 있었다.

관중(管仲)은 제(齊)의 환공(桓公)을 쏘아서 대금에 적중했지만, 환공이 거두어들인 바 되어 천하를 통일하는 일대 위업을 이루었다. 또 군사 손빈(孫臏)은 죄수의 신분으로

제(齊)의 전기(田忌)를 구했고, 마침내 제나라 군사를 격퇴시키는 방책을 세웠다.[60] 이렇게 본다면 올빼미(梟)도 원앙새로 변하며, 사악한 사람이라도 충신으로 변하는 일이 있다. 거친 땅에도 향기나는 풀의 꽃이 피고, 진흙 속에서도 야광주가 나올 수 있는 것이다.

이리하여 용사가 이곳에 모이고, 대신의 임무가 모두 정돈되면, 아랫자리에 대하여 허리를 굽히고, 군주의 사우(師友)가 될 인물을 초빙하고, 노인을 존경하여 효제(孝悌)의 덕을 장려한다.

그러면 초야에 묻혔던 선비들이 모여들며, 우수한 문신(文臣)은 나라 안의 정사를 보필하고, 용맹한 무신들은 변경을 굳게 지킨다. 윗사람의 어진 정치에 백성은 마음을 기울이고, 은혜는 가까운 곳에서부터 멀리까지 베풀어진다. 어진 사람은 조정에서 힘을 다하고, 서민은 산야의 평온한 생활을 즐긴다.

여기서 번쇄(煩瑣)한 법률을 제거하고 평화로운 기풍을 일으킨다. 부들의 술로 수레를 꾸민 마차로서 초야에 숨어 있는 현인을 초빙하고, 우수한 신하가 모인 자리에 정도(政道)의 시비를 논하게 된다. 관리의 수가 많음을 줄이고, 순수한, 과오가 없던 사람을 다시 불러들인다. 양보하는 미풍을 장려하고, 경쟁하는 길을 막고, 정의로운 행동을 표창하며, 순박한 사람을 널리 구하여 등용한다.

그렇게 함으로써 사람들은 새싹이 자비로운 비에 대하는 것처럼 군주의 덕에 따르며, 갑자기 큰 비가 내려 큰 강에 들어가는 것처럼 임금을 섬겨 배반하지 않을 것이다. 또 서민은 큰 나뭇가지에 달린 파란 잎처럼 군주의 통치 아래 편안한 생을 누리며, 만족(蠻族)은 북극성의 주변을 돌고 있는 별처럼 군주의 둘레를 스치며 돌아갈 것이다.

이처럼 하늘 끝에는 해와 달과 별처럼 질서 정연하게 운행하며, 더위와 추위는 계절에 어김없이 번갈아 돌고 있다. 사령(四靈-기린, 봉황, 용, 거북)은 모두 출현하며, 지초(芝草-좋은 약초)는 찬연하게 꽃핀다. 감로(甘露-태평의 상서로움)는 하늘로부터 한 방울씩 떨어지고, 가화(嘉禾-태평의 상서로움, 한 줄기에 술이 두 개)는 휘어질 정도로 익어 수레를 채운다. 붉은 발(魃-한 발을 부르는 악령)은 신황(神潢)의 내로 쫓아 보내지고, 검은 여(厲-疫病의 신)는 삭방(朔方)의 들에서 잡힌다. 강이 들끓는 듯한 이변은 없으며, 기성(箕星-바람을 주관하는 별)은 벼가 깔리는 폭풍을 불어대지는 않는다. 농작물이 때도 없이 시드는 일도 없지만, 사람들이 탄식하는 슬픈 목소리도 들을 수 없다. 우옥(牢獄)을 지어 놓았지만 들어가는 사람이 없고, 형벌의 규정이 있지만 아직까지 그것을 시행한 일이 없다.

조정에서 분포한 달력도 미치지 못하는 나라들, 의관 같은 것은 보지도 못한 만족, 모직물과 가죽으로 지은 옷을 입고 산과 바다에 숨어 사는 사람들도 정성스러운 통역으로 열복(悅服)한다. 궁중 뜰에는 진귀한 새가 헌상되고,[61] 서쪽 끝에서부터 찾아와 보옥(寶玉)을 공납했다.[62] 백성들의 이렇게 착한 모습은 이미 강풍이 불어오듯 하며, 만족의 나라가 복종하는 모습은 메아리의 묘한 소리에 화합하는 것만 같았다. 참으로 승평(昇平)의 극치요, 황금의 옛

시대가 다시 돌아온 것이다.
 이러한 정경이야말로, 선조의 제사가 끊어질 리 없으며, 뿌리도 가지도 백대까지 영화를 누릴 것이다. 대체로 뿌리가 깊으면 가지와 잎은 무성하기 마련이다. 아랫사람의 생활이 안락하면 윗사람의 생활 역시 평안해진다. 말을 훈련시키지 않으면 조부(造父-옛날의 명마부)라 할지라도 천리의 도정을 넘을 수는 없다. 백성이 평안치 못하면 아무리 요 임금, 순 임금이라 할지라도 하늘에 허리 굽혀 공로를 말할 수는 없다. 말이 지치면 움직이는 것도 변측이 되며, 머지않아 쓰러지고 만다. 백성이 고생하면 민심은 이반되고, 반드시 커다란 화를 당하고 말 것이다. 밤새도록 전전긍긍하면서 위험을 예방하지 않으면 안 된다.
 군주는 혼란한 사태의 원인을 생각해내고, 멸망의 징후를 반성하지 않으면 안 된다. 예를 들어 그 눈은 백 발(百尋-일 발은 십 척) 앞의 털끝이라도 분간하고, 그 귀는 팔음(八音-여덟 개의 바람 소리가 어울린 율조)의 맑고 탁함을 분별하며, 그 문장은 붓끝에서 옥소리를 듣고, 그 무력(武力)은 갈구리와 사슬을 손가락으로 부시며, 가슴 속에는 만 편의 시를 암송하고, 입으로는 파도 소리 같은 변설을 늘어놓는다할지라도 나라의 붕괴를 막기에는 아직도 충분하지가 못하다. 왜냐하면 중대한 일에 마음을 두지 않고, 사사로운 일에만 힘쓰고, 아랫사람의 일에만 관계하고, 원수로서의 본무를 망각했기 때문이다.
 만약 지나칠 정도로 검약하여, 엷은 얼음 위를 겪어가듯이 평생을 신중하게 행하고, 태평한 때에도 질주하는 수레에 탄 것처럼 전복될까 걱정하는 마음을 잊지 않고, 대강(大綱)을 파악하고 세목을 정돈하며, 도리에 맞는 방법으로 군현을 통어하고, 장군은 힘을 다하여 적과 맞서고, 대신은 온갖 지혜를 다하여 나라를 다스리며, 병사는 마음을 합하여 용맹을 떨치고, 참모들은 이마를 맞대고 계략을 짜낸다면─그때는 군주의 일신은 금전옥루(金殿玉樓) 속에서 유연히 소요하고, 술잔은 마를 날이 없이, 음악 소리가 진동한다 해도 좋으리라. 현인들에게 일을 맡겨 그 결과만을 보고토록 하므로써, 자신은 언제나 팔짱을 낀 채 벼개를 높이 할 수도 있다.

반드시 누추한 뜸집에서 살고, 손수 쌀을 씻어 밥을 해 먹고, 문지기나 병사들의 고역을 몸소 실천함으로서, 비로소 백성에게 은혜를 내리며, 해외에 명예를 떨칠 수 있다고 할 수는 없다.

어리석은 군주는 그 반대이다. 어떤 자는 정은 깊으나 결단력이 없으며, 흑백을 혼돈하고 있다. 즉, 옳은 사람에게 상을 주지도 않고, 악한 자에게 벌을 주지 않는다.

어떤 자는 극렬하여 너무 참혹하다. 어떤 자는 위엄만 있을 뿐 자애롭지는 못하다. 형벌은 지나치게 무겁고, 무지하기 때문에 범죄에 대한 연민의 정이란 손톱끝만큼도 없다. 근원이 무너져서 천막 위의 새집처럼 위험하지만, 자신은 "나야말로 불멸의 태양이며, 무너지지 않는 태산이다. 옛날 순 임금도 따를 수 없다. 주나라 문왕(文王)이라 해도 비교가 안 된다."고 생각하고 있는 것이다.

그리하여 무고한 죄인을 함부로 처벌하고도 의기양양해

한다. 백성은 그 은혜를 입은 바 없고, 꾸지람만 듣는 격이 된다. 관리를 임명하는 것도, 자기 말을 잘 듣는 사람만이 좋은 사람이라고 생각하고, 발탁할 때면 측근에 아첨하는 자만을 높은 자리에 취임시킨다. 재산이나 공경의 직은 모친이나 왕후의 일족에게 맡기고, 무언가를 결정하려고 할 때의 상담 상대로는 아유추종의 무리들 뿐이다. 신임하는 상대라고는 잔재주나 부리는 아첨꾼뿐이고, 정직한 사람은 미움을 산다. 진급시킬 경우는 허명에 의할 뿐, 실적은 생각지 않는다.

이러한 임금이 채용하는 요지는 행정관이나 군사령관을 말하면, 어떤 자는 직위를 더럽혀서 그 고을을 엉망으로 만들어버리고 만다. 어떤 자는 사사로운 이익만을 도모하여 조정을 어지럽힌다. 어떤 자는 유약하여 정무를 망쳐버린다. 어떤 자는 겁쟁이라서 패전만 가져온다.

그럼에도 불구하고 임금은 그것을 깨닫지 못하고, 과감하게 면직시키는 일도 없다. 의연히 친임하고 장래의 실적을 기대하지만, 기량이 작은데 책임만 무거우니, 마침내 재앙을 초래하고 만다.

원대한 선견지명이 있으면서도 원조를 받지 못하는 선비는 허름한 의복을 걸치고 조정의 한 구석에서 조용히 맡은 일을 행하고 있거나, 혹은 가난한 방랑의 신세가 된다. 빼어난 도를 지니고 있으면서도 그것을 전해줄 상대가 없다. 실력을 발휘하려 해도 그럴 기회가 없다. 그런 사이에 언젠가 나라는 쇠퇴하고 만다.

더욱이 경전에서 볼 수 있는 경계할 말 같은 것은 듣지도, 읽지도 않으며, 즐겁게 놀고, 무질서한 연회 속에서 환락의 꿈에 젖을 뿐이다.

누각은 높지만 도덕은 낮으며, 정원은 넓지만 인재를 등용할 범위는 좁다. 뜻은 깊지만 은혜는 얕으며, 개나 말을 귀여워하면서도 충신은 미워한다. 보석은 중히 여기면서도 모신(謀臣)은 가벼이 취급하고, 후궁에는 온갖 비단으로 아름답게 꾸미면서 백성에 대한 은혜에는 인색하다. 구제를 위하여 돈을 내놓는 일은 느리나 세금을 거두어들이는 손은 매우 빠르고, 사냥에는 열심이나 농사에는 태만하다. 겸병(兼倂)의 집안은 중시하지만, 백성의 생명은 가볍게 보며, 관리는 후대하면서 학자는 학대한다. 맹신(佞臣)에게는 고록을 주면서도, 전사에게는 박봉을 줄 뿐이고, 미인의 아름다움에 혼이 나가 정무를 잊어버린다. 유연(遊宴)을 제일로 하고, 결재해야 될 일은 뒤로 미루고, 고역은 자주 있어도 칭찬은 별로 없다. 공인(工人)에게는 고가로 급하지도 않은 그릇을 만들게 하고, 우리 속에 기르는 짐승에게는 고기를 먹이고 곡식을 낭비하는 맹수를 기른다.

이쯤이면 나라가 망한다 해도 하늘을 원망할 수 없다. 나라가 약해진다 해도 남을 꾸짖을 수 없다. 모든 길흉은 스스로 초래한 것이다. 탕왕(湯王)이나 무왕(武王)의 기적도 반드시 이러한 사람에만 한한 것은 아니다.

옛날 주나라 문왕(文王)은 들판에 나도는 뼈를 모아 장사지내 주었기 때문에, 천하는 그 인자함으로 가득해졌다. 은나라 주왕(紂王)은 충신인 비간(比干)의 심장을 갈랐기 때문에, 천하는 그의 잔학함을 미워했다. 백성은 언제나 하늘의 위업을 지켜보기 때문에 비방하고 칭찬하는 일에는 누구보다도 민감하다. 군주의 위업이 성공을 거두는 것도, 실패를 초래하는 것도 거의 틀리지 않기 때문이다.

대체로 명예를 중하게 여기면 만족이라 해도 그것을 사모한다. 그러나 명예는 거짓으로는 구할 수 없다. 비난이 쌓이면 중원(中原)에 사는 사람의 마음도 떠나고 만다. 이렇게 되면 입끝만으로는 아무것도 안 된다. 이쯤 되면 약간의 선행이 있다 해도 크게 이익이 되지 못하기 때문에 입으로는 아무것도 해낼 수 없다. 작은 악행이라 해도, 화가 미치지 않는다 하여 방치해 두면 안 된다.

만약 정욕에 사로잡혀 방자하게 굴고 천하와 즐거움을 함께 하지 않는다면, 걱정스러운 일이 생긴다 해도 누구 하나 마음을 쓰려고 하지 않는다. 백성을 학대하고, 대신을 미워하고, 아랫사람이 훼손을 당하면 윗사람 또한 무너지고 만다는 것을 주의하지 않으면, 나라가 기울어진다 해도 누구 하나 그것을 지탱하려고 애쓰지 않는다.

그렇게 되면 나라의 기강은 자신의 손을 떠나며, 권력은 남에게 빼앗긴 채 돌이킬 수 없고, 백성은 아무리 힘써 일해도 배를 채울 수 없으므로 더 이상 참지 못한다. 백성들은 아래에서 원망하며, 하늘은 위에서 진노한다. 이에 전상(田常)이 무력에 의하지 않고 제(齊)나라 전체를 도적질하고, 주(周)의 문왕(文王)이 서쪽 변방에서 천하의 3분의 2를 차지했고, 진승(陳勝)이나 오광(吳廣) 등이 칼을 휘둘러 웅지를 펴고, 유방(劉邦)과 항우(項羽) 등은 창을 휘둘러 천하를 두려움에 떨게 했다. 성벽 위에는 운제(雲梯-긴 사다리)가 걸쳐지고, 성문 아래에는 번쩍이는 칼날이 어지러웠다. 화살은 궁 안으로 비가 내리듯 날아온다. 근위병은 문 밖에서 궤멸했다.

여기에 비로소 울면서 세상을 버린 현인들을 생각하며 말씀을 낮추어 암굴 속에 사는 지자(智者)를 초빙하고, 산속에 살던 이윤(伊尹)이나 태공망(太公望-은, 주의 명신)을 구하고, 초야의 손자(孫子)와 오기(吳起-병법가)를 초빙했지만, 이미 간언할 수가 없고, 묘책을 물을 필요도 없어졌다. 마치 커다란 관(館)이 불에 타버린 후 창해의 물을 나르고, 홍수가 지붕을 몰고 간 후에 바닷가에 배를 만드는 것과 같았다.

대체로 요(堯)가 공자에게 '외외탕탕하고 높다'고 칭찬받았던(《論語》 泰伯) 것과 같은 명예는, 교만과 인색을 가지고 날조된 것은 아니다. 태산(泰山)의 봉선제(封禪祭)는 탐욕으로 행했지만, 공덕은 기대할 수 없다. 성인은 채찍을 휘두르려 달렸지만, 아직도 옛 사람에게 미치지 못함을 두려워했다. 그런데도 보통 사람인 군주는 나라의 기강을 문란하게 하고, 어물쩡거리면서 자기는 고인(古人)을 능가하려고 한다.

어떤 자는 편안하게 살면서도 위기를 되새기고, 어떤 자는 험난한 곳에 몸을 두면서도 편안하다고 생각한다. 어떤 자는 공을 이루고 나라를 다스리면서도 결코 태만하지 않고, 어떤 자는 누란(累卵)의 위기에 있으면서도 그것을 깨닫지 못한다.

한편 걸(桀)과 주(紂)의 파멸의 예가 있기 때문에 오히려 요(堯)의 공업은 더욱 존귀한 것이다. 무엇이든 하려고 생각하면 못할 것이 없다. 생각이 여기에 이르면 성인의 치적이라 해도 못할 것이 없다.

■ 譯註

주1. ~ 누리게 했다.
본문은 「雍熙之化隆」. 옹희(雍熙)는 부드럽고 즐겁다는 뜻으로, 평화(平和)를 의미한다. 그러므로 백성을 평화롭고 융성하도록 한다는 뜻이다. 즉, 태평세월을 의미한다.

주2. ~ 없도록 한다.
교어(校語)는 이 사이에 한 구절이 탈락했다 한다.

주3. ~ 힘을 합쳐서
원문은 「內建維城之穆屬使親疎相持尾爲身」. 여기서 유성지목속(維城之穆屬)이란 말은 모든 친척들이 굳게 뭉쳐서 마치 성벽과 같이 얽혀 있다는 뜻이다. 여기서 維는 적자를 의미한다. 또 친소상지(親疎相持)는 가신(家臣)이나 방계 친족을 말한다.

주4. 삼묘(三苗).
삼묘(三苗)는 부족의 이름. 순(舜) 때 반란을 일으켰다. 삼묘는 팽려와 동정호(洞庭湖)에 둘러싸여서 방어하기에 천연적

조건을 갖추고 있었으나, 결국 멸족하고 말았다. 《史記》吳起傳.

주5. 예.

예는 월왕(越王) 예라고 생각되나 미상. 주(周)의 유왕은 견융(犬戎)의 공격을 받아 낙양(洛陽)으로 천도했다.

주6. 공손술(公孫述).

후한(後漢) 초의 군벌(軍閥)의 하나.

주7. 사악(四嶽).

중국의 사방에 솟아 있는 큰 산. 즉 태산(泰山—東嶽), 화산(華山—西嶽), 형산(衡山—南嶽), 항산(恒山—北嶽). 이것에다 중간의 숭산(崇山)을 가하여 五嶽이라 함. 《漢書郊祀志》

주8. 삼도(三塗).

하남성(河南省)에 있는 명산.

주9. 금역탕지(金域湯池).

극히 견고한 성.

주10. 인화단결(人和團結).

맹자는 땅의 이로움은 인화(人和)만 못하다 했다(地利不如人和). 《孟子》公孫丑下.

주11. 어진 임금.

교어에는 여기에 탈락이 있다 함.

주12. ～ 모으며,

원문은 「整之以度則參差可齊也」. 여기서 참차(參差)는 서로 의견이 맞지 않는 것이고, 가제(可齊)는 그것을 하나로 통일한다는 것.

주13. ～ 같아서,

「若閬風之凌霄……」. 여기서 낭풍이란, 곤륜산(崑崙山) 꼭 대기에 있는 신선이 산다는 선경. 십주기에는 다음과 같은 말이 있다. 곤륜산에 세 봉우리가 있는데, 그 중 하나가 정북쪽에 있다. 이름을 낭풍전(閬風巓)이라 한다(崑崙山有三角, 一角正北, 名曰閬風巓.《十洲記》).

주14. ~ 해와 달과 같아서.

「七曜之麗天……」. 七曜는 해와 달 및 화, 수, 목, 금, 토성들을 가리키는 것. 모든 별이 하늘을 아름답게 밝힌다는 말.

주15. ~ 희생하려고 했던 고사.

은(殷)나라 탕왕(湯王)은 나라에 가뭄이 들었을 때 자신을 희생으로 하여 기도를 드리자 비가 내렸다.

주16. ~ 여기지 않는다.

원문은 「改絃於宜易之調不恥」. 곡조가 변하면 거문고의 줄을 간다는 뜻에서, 잘못된 것은 고친다는 뜻.

주17. ~ 부끄러이 여기며

요(堯)나라 시절에 있었던 일(《史記》五帝本紀).

주18. ~ 관을 쓰고,

《左傳》閔公二年.

주19. 노대(路台).

路臺(노대)는 지붕이 없는 높은 전각. 한(漢)의 문제(文帝)는 항상 높은 노대를 지으려 했지만 그 비용이 중민(中民) 십 가의 재산에 버금한다는 소리를 듣고 이를 중지했다(《史記》孝文本紀).

주20. 장화궁.

초(楚)나라 영왕(靈王)이 지었으며, 그로 인해 나라의 피해가 컸다(《左傳》昭公七年).

주21. 아방궁.

진시황(秦始皇)이 지은 궁전으로, 백성이 고생을 이기지 못해 반란을 일으킨 결과가 되었다.

주22. 포사.

유왕(幽王)은 포사(褒似)를 웃기기 위하여 적이 내습했다 하여 제후들을 불렀는데, 거짓이 반복되자 실제로 적이 쳐들어 왔었으나 제후들은 모이지 않았다.

주23. 달기.

주(紂)의 애첩. 포락지형(炮烙之刑)을 즐긴 악녀.

주24. ～ 없도록 하며,

진(秦)의 목공(穆公)이 정(鄭)을 공격할 것을 두 사람이 간했지만 듣지 않았다. 진군(秦軍)은 진(晋)나라에게 타파되었다(《左傳》僖公三十二年).

주25. 오자서.

오자서는 오왕(吳王) 부차(夫差)를 간하다가 살해됨.

주26. ～ 선왕을 쏜 일,

주(周)의 선왕(宣王)은 무고한 두백(杜伯)을 살해했다. 그 3년 후 두백이 대낮에 선왕을 사살했다(《墨子》明鬼).

주27. ～ 울던 일.

제(齊)의 양공(襄公)은 팽생을 시켜서 진(晋)의 환공(桓公)을 암살하고, 팽생에게 죄를 씌워 죽게 했다.

어느 날 사냥을 하던 양공은 돼지 한 마리가 서서 우는 것을 보았다. 돼지는 다름아닌 팽생이었다. 놀란 양공은 수레에서 떨어져 크게 다쳤다(《左傳》莊公 8년).

주28. ~ 경계해야 하며

헌공(獻公)의 후처. 여희(麗姬)는 자기 아들을 후사로 하고자 태자 갑생(甲生)을 살해하고, 공자를 추방했다(《左傳》僖公 4년).

주29. ~ 생각해 본다.

유표는 후한 말의 군벌. 말자를 사랑하여 장남을 물리게 하여 형제가 다투게 되었다.

주30. ~ 기뻐하고

주(周)의 문왕(文王)은 사냥을 나갔다가 태공망(太公望)을 만나게 되었다(《史記》齊世家).

주31. ~ 열복시켰다.

은(殷)의 탕왕(湯王)은 들에 망을 치고 사면의 새를 잡으려는 것을 보고 삼면은 열고 일면만을 남겼다. 남방의 나라들이 그의 어진 마음에 감동했다(《呂氏春秋》異用).

주32. ~ 모함한 것과

후처는 자기 아들로 후사를 잇기 위하여 장자인 백기(伯奇)를 속여 소매 속에 손을 넣게 하여 이를 남편에게 보였다. 그것을 본 남편은 백기를 추방시켰다(〈列女傳〉).

주33. ~ 독점했던 일.

비연은 본시 가기(歌妓). 성제(成帝)의 총애를 받았으나 애를 낳지 못했다. 다른 여자가 생산한 것을 투기하여 이를 모두 죽였다(《漢書》外戚傳).

주34. ~ 우기던 일

조고는 재상. 군신이 얼마나 복종하는가를 알기 위하여 사슴을 말이라고 했다. 모두가 긍정했다(《史記》始皇本紀).

주35. ~ 참언한 일

두 사람 모두 한(漢)의 선, 원제(宣, 元帝)의 맹신. 소망지(蕭望之)와 경방(京房)은 그들에게 살해당함(《漢書》佞幸傳).

주36. ~ 욕한 일

고조(高祖)가 처음에 역식기의 방책에 따르려고 했는데, 식사중에 장량(張良)의 책을 듣고 식기를 욕했다(《漢書》張良傳).

주37. ~ 사형한 일

두, 조는 중앙집권을 위하여 제후의 소령(所領)을 삭감하였다. 때문에 오초 칠국(吳楚七國)의 난이 일어났다. 두영 등은 착을 사형에 처함으로서 사죄하자고 하자 경제(景帝)는 이것에 따랐다(《漢書》鼂錯傳).

주38. ~ 의적을 멀리하고

의적은 원래 술을 발명한 사람인데, 우(禹)왕은 이것을 마셔보고 장차 나라를 망칠 것이라고 생각하여 의적을 물리쳤다.

주39. ~던져버렸다.

조간자(趙簡子)는 난격이 사치스럽게 노는 것만을 권장하고 어진 선비를 추천하지 못한 것을 책하여 강물에 던져 죽게 했다(《說苑》君道).

주40. ~ 물리쳤고

제(齊)의 환공(桓公)이 인육만은 먹어본 일이 없다고 하자, 역아는 자기 아들을 죽여 먹게 했다(《韓非子》難一).

주41. ~ 가까이 했다.

노(魯)나라 맹손(孟孫)은 사냥을 나갔다가 진서파가 고라니를 놓아준 것을 꾸짖었으나, 후에 그의 아들의 호위로 임명했다(《韓非子》說林上).

주42. ~ 그만두고

《說苑》正諫.

주43. 산울타리에 걸린 양(羊).

원문은 「觀羸以節無鹽」. 羸자 아래 탈자가 있다. 분명하지 않지만 동물명임에 틀림없다.

주44. ~ 것을 막고

고조(高祖)는 척희(戚姬)를 총애했는데, 그가 죽은 후 정처인 여후(呂后)는 척희의 수족을 자르고 귀와 눈을 멀게 하여 변 속에 던졌다. 그래서 사람돼지(人彘)라고 한다(《史記》呂后本記).

주45. ~ 행하지 않는다.

무제(武帝)는 대원(大苑)에서 나는 명마를 구했다. 그 말은 피와 같은 땀을 흘리는 것이 특징(《漢書》武帝記).

주46. ~ 걱정을 않고

어느 주점은 술맛이 좋은데도 값이 쌌지만, 손님이 없어 술이 썩고 있었다. 그것은 맹견이 손님을 쫓기 때문이다. 악한 대신이 있으면 어진 사람이 머물 수 없다는 비유(《韓非子》外儲說右上).

주47. ~ 준마를 모은다.

진(秦)나라 소왕(昭王)의 고사. 대수롭지 않은 사람에게 상을 주어서 어진 사람을 초빙한다는 비유(《戰國策》燕).

주48. ~ 북돋아주고

월왕구천(越王句踐)의 고사(《韓非子》內儲說上).

주49. ~ 권장한다.

제(齊)의 장공(莊公)이 사냥을 갔는데, 사마귀가 수레를 향하여 닥아왔다. 장공은 그 용기에 감복하여 이를 피해 갔다. 그때 용사들이 모여들었다(《韓詩外傳》8).

주50. ~ 받아들이며

공여는 조간자의 무모한 전쟁을 간했다.

주51. ~ 정직함을 받아들인다.

보신은 초(楚) 문왕의 사치를 간언했다(《說苑》正諫).

주52. ~ 귀를 기울이고

주(周)의 신신(辛申)이 수렵의 폐해를 주장했다(《左傳》襄公 4년).

주53. 완로의 화살.

원문「苑潞」인데, 간주의 설에 따르면 완로의 가차(假借)로 보았다.

주54. 미자가.

위(衛)의 영공의 총애한 여자.

주55. ~ 그만둔다.

굴뚝 옆에 나무를 쌓아 놓은 것을 주의시켰지만 듣지 않아 끝내 불이 났다. 이웃집 사람이 화상을 입었다. 그 사람은 화상을 입은 사람에게는 예를 했으나, 주의를 한 사람에게는 감사하지 않았다(《漢書》霍光傳).

주56. 조귀.

노(魯)의 장수. 삼전삼패했지만 가(柯)에서의 강화회의에서 대공을 세웠다(《史記》刺客傳).

주57. 맹명.

진(秦)의 장수. 삼패했지만 목공은 계속 등용했다. 마침내 진(晋)과의 싸움에서 승리했다(《左傳》文公 2년).

주58. 위상.

한(漢)의 장수. 수장(首帳)에 쓴 글이 틀렸다 하여 문책되었으나, 후에 복직되었다(《史記》馮唐傳).

주59. 장창.

한(漢)의 경조윤(京兆尹). 일단 죄책으로 강등됐지만, 복직하여 공을 세웠다(《漢書》本傳).

주60. ～ 방책을 세웠다.

《史記》孫·吳列傳.

주61. ～ 새가 헌상되고

주공(周公) 때 월상(越裳)씨가 흰 꿩(白雉)을 헌상했다.

주62. ～ 보옥을 공납했다.

순(舜) 때 서왕모(西王母)가 옥환(玉環)을 헌상했다.

권 6
(臣節)
신절

　신절(臣節)이란 신하된 자는 절개를 지켜야 된다는 말이다. 절개는 놓여진 상황에 대한 인간의 믿음이며 약속이다. 또한 의리(義理)의 원천이며, 긍정(肯定)의 모태가 되기도 한다.
　군주가 어진 정치를 행하여 태평세월을 노래할 수 있는 것은 군주 한 사람의 총명(總明)이나 인덕(仁德)에 의한 것만은 아니다. 반드시 군주를 받들어 정사(政事)를 보필하는 어진 신하가 있었던 것이다. 그러므로 포박자도 군주와 신하의 관계를 인체(人體)에 비유했다. 즉, 머리를 군주라고 한다면, 신하는 사지(四肢)에 해당된다. 머릿속에 아무리 기발한 생각이 있다고 해도 손과 발이 움직여 주지 않으면 행동은 불가능하다. 얼핏 간단한 것으로 여기기 쉬운 우리들의 행위도 그러한데, 하물며 각기 다른 복잡한 인간관계로 얽혀 있는 백성을 다스려야 하는 정치야 말할 것도 없다.

군주와 신하가 조화를 이루며, 뜻이 통일되어야 비로소 나라는 원만하게 다스려질 수 있다. 이것은 결코 용이한 일이 아니다. 군주와 신하가 각기 그 본분을 굳게 지켜 나갈 수 있어야만 한다. 신하는 무엇보다도 굳은 절개를 가지고 있지 않으면 안 된다.

군주와 신하는 그 형태상으로 본다면 그 신부의 고하(高下)가 있지만, 기능상으로 본다면 엄연히 독립된 책임과 사명을 가지고 있다.

포박자는 군주를 보필하는 것이 신하의 책임이라 했다. 그러므로 군주에게 밝은 생각을 제공하며, 옳지 못한 처사에는 죽음을 무릅쓰고라도 간언을 드리고, 군주의 영명(英明)을 어지럽히는 현상들을 측근에서 몰아내고, 그러므로써 그 본분을 잊지 않도록 하며, 어진 충신을 천거하여 나라의 동량재가 되도록 해야 한다.

또 포박자는 신하는 대지(大地)와 같아야 한다고 했다. 모략과 중상이 있어도 한눈을 팔지 않고 자기 소신껏 맡은 일을 하면서 불평이나 불만을 하지 않는다.

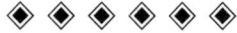

포박자(抱朴子)가 말했다.

옛날 요(堯) 임금이나, 순(舜) 임금은 하늘에 버금하는 총명한 군주였지만, 그러나 대신들의 보필을 기다려서야 비로소 높은 대공을 세운 것이다.

즉, 제왕으로서 해야 될 행위를 완성하고, 정치의 실적을 올리며, 빈객은 공손하게 사방의 문에 이르르고, 백관의 임무는 질서 정연하게 행해졌다. 만족(蠻族)은 감히 중국에 침입할 엄두도 못 내며, 왕이 있는 높은 전각에는 봉황(鳳凰-태평세월에만 나타나는 새)이 알을 까는 것만 같았다.

군주를 머리에 비유한다면, 신하는 사지에 비유될 수 있다. 군주와 신하는 그 존비(尊卑)의 차이는 있지만, 실제로는 한 사람의 몸에 있어서의 각 부분과도 같이 서로 의지하기 때문이다.

군주는 반드시 신하의 능력을 가늠하여 관직을 내린다. 그것은 무거운 짐을 감당하지 못하고 다리를 부러뜨릴 것을 염려해서이다. 신하는 반드시 스스로의 재능을 생각하고 소임을 받는다. 이것이야말로 몰아내려고 하는 화를 당하지 않고 일을 성취시키는 것이다.

대체로 메아리가 소리에 대답하는 것과 같이 고개를 숙이고 임금의 말하는 대로 대답만 하는 신하는 쓸모없이 밥이나 축내는 아첨자이다. 임금의 안색 같은 것은 살피지도 않고, 그렇다 하더라도 명령에는 거슬림이 없게, 자신의 사사로운 일은 잊은 채 나라일에 분주한 신하는 군주를 안심시키는 나라의 주석(柱石)이다.

군주의 의향을 먼저 살피고 예, 예, 라고만 대답하는 것은 간사한 아첨의 도배들이다. 군주의 과실을 바르게 고치고 결점을 보필하는 것은 사직(社稷)을 위하는 강건한 신하이다. 도끼 앞에 엎드리고, 가마솥에 앉아서도 마음껏 간언을 했지만, 충의로운 마음을 의심할 뿐, 말해도 소용이 없게 되면, 말할 때까지 말했다가 그만두는 것이 좋다. 더 이상 말하면 반드시 살해되어 아무런 소용이 없으며, 주군의 과실만 늘어날 뿐이다. 포기하는 것이 좋다.

 거동(擧動)은 반드시 법전에 의거하며, 일상의 생활은 반드시 규범에 따른다. 뇌물 같은 것은 결코 받지 않으며, 법률을 적용함에는 사사로운 정에 얽매이지 않는다. 형벌을 분명히 하여 원한이 있는 상대라고 할지라도 어거지로 덮어씌우는 일이 있어서는 안 된다. 포상(褒賞)은 신중을 기하며, 자기의 마음에 드는 사람이라 하여 무턱대고 선심을 베풀지는 않는다. 독단(獨斷)으로 권력을 스스로 모으는 일도 없으며, 오탁(汚濁)한 것을 감추고 있으면서 겉치레만 꾸미는 일을 말하지 않는다. 나아가서는 말하고 싶은 것을 말하여 잘못됨을 바로잡으려 생각하고, 물러나서는 어진 사람을 천거하여 군주의 이목이 간신들에게 가리지 않도록 한다.

 일찍 일어나고 늦게 잠자리에 들 것이며, 정치를 행함에 빈틈이 있을 것을 우려하고, 몸을 검소히 하고, 기분을 긴장시키며, 엷은 얼음 위에 말을 달리는 것과 같이 마음가짐을 갖는다. 계획을 받아들여서 선비를 추천할 때는 굳게 비밀을 지키며, 부정한 이익 따위는 마음에 두지 않는다. 조정에 서서는 결백과 정직을 주로 하고, 집안에서는 온순함을 주의(主義)로 삼는다. 위란을 당했을 때는 집안 일을 잊고, 목숨을 아끼지 않으며, 전형(銓衡)을 시행하게 될 때는 공평한 태도로 가까운 사람이라 하여 결코 치우치지 않는다.

소하(蕭何)와 조삼(曹參—漢初의 명재상) 등이 채배(采配—총채)¹⁾를 휘두르던 것을 바탕으로 하고, 장량(張良)이나 진평(陳平—漢高祖의 謀臣)의 기묘한 방책을 우러러보고, 주발(周勃)의 충의(忠義)²⁾를 생각하고, 이포(二鮑)의 경골(硬骨)³⁾을 본받고, 안영(晏嬰)과 공손홍(公孫弘)의 검약(儉約)⁴⁾을 답습하고, 몽염(蒙恬)과 악의(樂毅) 등의 평생 동안 불변하는 충절⁵⁾을 지킨다. 저 요리(要離)나 기신(紀信) 등의 충의를 위해서 불에 타죽게 된 운명을 감수한다.⁶⁾ 한신(韓信)이나 영포(英布)가 불충으로 인하여 화를 당했던 일을 명심한다.⁷⁾

싸움터에 출정할 때는 고로를 싫어하지 않으며, 개선해서 돌아온다 해도 자기의 공을 열거하지 않는다. 공로는 타인에게 사양하고, 과실은 자신이 물려받으며, 수하 사람을 먼저 치켜 올리려 한다.

언제나 천자가 눈 앞에 있는 것처럼 두려워하며 근신하고, 정확(鼎鑊)의 가마⁸⁾가 곁에 있는 것처럼 밤낮으로 경건한 태도를 취한다.

어린 군주를 부탁받았을 때는 이윤(伊尹—은나라 태갑을 보좌)이나 주공(周公—주나라 성왕(成王)을 보좌)을 본받으며, 사방에 국위를 떨칠 때는 윤길보(尹吉甫)나 소백호(召伯虎)⁹⁾를 모범으로 한다.

외교 내정(外交內政)에 있어서는 충성과 의리를 다하여 두 마음을 갖지 않으며, 악한 자를 물리치는 것은 마치 매가 참새를 낚아채듯 한다.

국경을 지킴에 있어서는 위강(魏絳—춘추 진(晋)의 신하)

이나 이목(李牧-전국 초의 명장)의 자취를 흠모하고, 백성을 다스림에는 문옹(文翁)이나 소신신(召信臣)[10]의 덕화(德化)를 귀감으로 한다.

대개 대충(大忠)의 인은 일신을 잊어버리고[11] 나라를 위해서만 진력한다. 영악한 지혜로 군주를 현혹하는 일 따위는 도시 있을 수 없다. 정의로운 사람은 자신의 집안이 엉망이 된다 해도 별로 개의치 않는다. 더욱이 좌천되는 일 따위는 마음에 두지도 않는다.

그러므로 공로에 따라 작위를 받고, 부모의 이름을 드러내며, 민중으로부터 나라의 기둥이라는 칭찬을 받게 된다. 그리고 능력만 있으면 곤오(昆吾)[12]의 구리로 만든 솥에 그 빛나는 공을 새길 수도 있다. 고도(皐陶-우임금 때의 대신)나 후직(后稷-주 왕실의 조)의 공로라도 이루지 못할 것이 없다.

포박자가 말했다.

남의 신하가 된 자는 이렇다 할 공적도 없이 녹만 두텁고, 작위가 높은 것을 부끄러이 여긴다. 그 행동이 참으로 지조가 있고 온순하면 하늘도 사람도 모두 도와준다. 분에 넘치는 것을 두려워하며 평생 겸손한다면, 최후에는 좋은 일이 있게 된다. 일거수 일투족(一擧手一投足)이 도리에 어긋나지 않게 한다면 출세는 비록 늦을지 몰라도 후회할 일을 겪지 않는다.

만약 윗사람의 이익을 갈취하여 아랫사람들의 인기를 얻

고, 공무(公務)를 태만히 하면서도 사사로운 이익만을 꾀하며, 아유(阿諛)만 추종하여 불에 기름을 붓는 것같이 군주의 행위가 옳지 못한 것을 빤히 알면서도 빙그레 미소만 지으면서 칭찬하고, 어떻게든 즐기는 것만 권하여 군주를 악으로 끌어넣고, 교묘한 말로 정치를 파괴하고, 상냥한 얼굴로 받아들이고, 위로는 군주의 눈을 어지럽게 하고, 아래로는 어진 선비의 등용을 차단시키며, 밖으로는 적국과 은밀히 내통하고, 안으로는 나라에 반역하는 당파를 만든다면, 설령 악을 구슬릴 수 있는 능변과 재주만 있을 뿐이며, 조고(趙高)[13]나 동탁(董卓)[14]이라 해도 결국 그 일신은 칼날에 사라지고, 가족은 뜨거운 가마 속에 몸을 던져야만 되는 신세가 될 것이다.

그런데 어리석은 자들은 바른 길을 버리고 그릇된 길을 취하며, 진정한 것을 등지고 거짓된 것을 벗하며, 앞에 가던 수레가 뒤집히는 것을 보고도 길을 고치려 하지 않는다. 이렇게 하여 화가 몸에 내렸다 할지라도 그것은 모두가 스스로 불러들인 것이지, 하늘에서 내려온 것은 아니다.

포박자가 말했다.

신하를 말하여 고굉(股肱)이라 함은 인체 중에서 손과 발에 비유한 것이다. 손과 발은 얼음을 딛고, 뜨거운 물건을 집는 고통도 꺼려하지 않는다. 그리하여 옛 사람은 신하의 도리를 대지(大地)에 비교하였다.

대지를 파면 샘물이 솟아난다. 땅에 심으면 온갖 곡식이 열매를 맺는다. 살아 있는 자는 땅 위에 서며, 죽은 자는 땅 속으로 들어간다. 대지는 공로가 크다 하여 상을 바라지도 않으며, 고생이 심하다 하여 원망하는 일이 없다. 이러한 이치를 확실히 아는 것이 신하로서 몸을 지키는 요체인 것이다.

    포박자가 말한다.
    신하가 나누어 맡은 일이 잘 정돈되면, 나라는 다스려진다. 역으로 한 사람이 맡은 범위가 지나치게 넓은 겸무는 자칫하면 정체되고 만다. 맹분(孟賁)이나 오확(烏獲)[15]과 같은 힘이 없다면 천 사람이 들어야 될 무게를 들어올릴 수 없다. 만인 중에 빼어난 지자(智者)가 아니라면 말이 다른 소관(所管)을 총괄할 수는 없다.
    이리하여 한후(韓候)는 자기에게 옷을 입혀준 관(冠) 책임자를 월직(越職)했다는 허물로 죄를 내리었고,[16] 주박(朱博)은 갑자기 출세한 자가 그 책임을 감당하지 못하고 화를 초래하는 것을 두려워하여 승상의 인선(人選)을 엄격히 하였다.[17]
    만약 재능이 남보다 빼어나고, 문무를 두루 갖추고, 조정에 들어가서는 제왕의 심복으로 묘책을 헌상하고, 국경을 나와서는 적의 출구를 좌절시키는 깊은 계략으로 멀리까지 공략할 수 있는 방법을 세우고, 일이 바쁘면 바쁜 만큼 분투 노력하여, 한 번에 두 개의 일을 감당할 수 있는—이러한 사람이 없으면 나라가 망하고, 그를 제외하면 다른 사람이 없는-그와 같은 사람이 있다고 한다면 겸직을 시켜도 무방할 것이다.

만약 그런 정도의 기량이 없다면, 그 정도를 고량하여 인하함이 좋을 것이다. 만약 무거운 짐을 맡긴다면 대개는 떨어뜨리고 말 것이다.

범인(凡人)은 명예를 탐하여 뒤에 올 화를 생각하지 못한다. 자신을 망치는 것은 물론이고, 군주나 친지에게까지 폐를 끼치고 만다. 어찌 슬픈 일이라 하지 않겠는가!

사람들은 모두가 개척하지 않은 분야는 아예 사퇴하지만, 감당하지 못하는 겸무는 사퇴하려 하지 않는다. 아! 진평(陳平)이나 이목(李牧)이 역부족[18]의 몸으로 중임을 맡는 것을 스스로 경계하고[19] 장량(張良)이 공을 이루고 이름을 떨쳤지만, 그 후 사치를 스스로 억제하고 유유자적(悠悠自適)한 것[20]도 이러한 이유에서일까.

■ 譯註

주1. 채배(采配).
옛날 싸움터에서 대장이 쓰던 지휘채.

주2. 주발의 충의.
주발은 여씨(呂氏)의 반란을 평정하고 한(漢)의 왕실을 안

전하게 했다.

주3. 이포의 경골.

이포란 포영(鮑永)과 포희(鮑憘)를 말하며, 모두 광무제(光武帝)의 신하. 귀인을 꺼리지 않고 탄핵했다.

주4. 안영과 공손홍의 검약.

안영은 춘추시대 제(齊)나라의 대부. 돼지고기가 그릇 한가운데 조금 담길 정도의 식생활을 했다. 공손홍은 한나라 무제 때의 재상으로, 베적삼만을 입었다.

주5. 몽염, 악의의 충절.

몽염은 진(秦)나라의 명장. 조고(趙高)의 참언으로 살해됨. 악의는 연(燕)의 장수. 혜왕(惠王)의 의심을 받고 조(趙)로 달아났지만 연나라를 잊지 못했다.

주6. 요리, 기신.

요리는 오왕(吳王) 합려(闔閭)의 자객. 적인 경기(慶忌)를 안심시키기 위하여 왕에게 자기 처자를 불태워 죽이게 하고 경기에게로 달아났다(呂氏春秋). 忠廉紀信은 한(漢)나라 고조로 변장하고 고조를 달아나게 한 다음, 항우에게 잡혀 불에 타 죽었다.

주7. 한신, 영포.

한신과 영포는 고조의 공신. 뒤에 반란을 일으켜 사형에 처해졌다.

주8. 정확의 가마.

정확은 기름이 펄펄 끓는 가마솥을 말하는 것으로, 죄가 무거운 자를 솥 속에 넣어 삶아죽이는 일을 '정확의 형'이라 하여, 극형으로 치고 있다.

주9. 윤길보, 소백호.
윤길보와 소백호는 모두 주(周)나라 선왕(宣王) 때의 명신들이다.

주10. 문옹, 소신신.
문옹, 소신신은 모두 《한서(漢書)》 둔이전(循吏傳)에 보이는 우수한 지방행정관.

주11. 일신을 잊어버리고.
원문에는 「無□以爲國」. 빈 자리를 躬으로 보충하여 번역했다.

주12. 곤오.
구리를 생산하는 산 이름.

주13. 조고.
진(秦)나라 2세 황제의 재상.

주14. 동탁.
후한(後漢) 말의 군벌로서, 마음대로 황제를 폐립시켰다.

주15. 맹분, 오확.
맹분과 오확은 모두가 옛날의 힘이 센 사람.

주16. ～ 죄를 내리었고
한후가 잠시 선잠이 들었을 때 가까이 있던 관을 맡은 관리가 감기가 들지 않을까 생각하여 옷을 덮어주었다. 후가 눈을 뜨고 관을 맡은 자와 의복을 맡은 자를 모두 벌주었다.《韓非子》二柄.

주17. ～ 엄격히 하였다.
그때까지는 中二千石에서 승상이 되었던 것을 부승상(副丞相)을 거치지 않으면 안 되게 되었다.《漢書》本傳.

주18. 역부족.

원문은 「力以」로 되어 있는데, 교감기에 의해서 力少로 고쳤다.

주19. ~ 경계하고

진평은 우승상의 자리를 주발(周勃)에게 사양하고 자신은 그 아랫자리에 머물렀다. 이목은 조(趙)의 북변을 지켰는데, 지키고 있을 뿐 싸움을 하지 않았다.

주20. 유유자적한 것

장량은 한(漢)이 성공한 후에는 선인도(仙人道)에 들어갔다.

권 7
(良規)
양규

   사람을 선도 경계시키는 것을 양규(良規)라 한다.
   여기서 규(規)는 동사로 사용된 것으로, 그 뜻은 법으로써 사람을 바르게 하고 경계하도록 시킨다(以法正人箴人)는 말이다. 따라서 양(良)은 부사로서 규를 꾸미는 말, 즉 매우 조심스럽게, 라는 것이 된다.
   만약 규(規)가 명사로서, 양리(良吏) 또는 양사(良死)라는 식으로 본다면, 질이 좋은 그림쇠라는 뜻으로 붙일 수는 있겠으나, 사실상 그런 말은 사용되지 않는다.
   만약 좋은 법규 또는 법률이라는 의미라면 양방(良方) 또는 양법(良法)으로 사용되고 있다. 오히려 양지양능(良知良能)의 구조 형식으로 해석되어야 할 것이다. 본문의 내용을 보면 그것은 곧 확실해질 것이다.
   포박자는 양규(良規)의 내용을 대개 세 가지 관점에서 주장하고 있다.
   첫째, 군주의 찬탈(簒奪)이나 폐위(廢位)는 절대로 불가한 것이며, 크게 경계해야 한다고 한다. 즉, 이윤(伊尹)이 태갑(太甲)을 폐위한 일, 주공(周公)이 섭정한 일, 곽광(霍光)이 창읍 왕(昌邑王)을 퇴위시킨 일, 손침(孫綝)이 소제(少帝)를 퇴위시킨 일은 아무리 국가의 안위를 위해 어쩔 수 없었다고는 해도 불가하다는 것이다. 그리고 그들의 말로가 비참했던 것은 오히려 당연한 응보로 생각하는 것이다.

둘째로 조정의 신하가 능력이 없었음을 크게 명심하고 경계하라는 것이다. 포박자는 "나라의 위급함을 구제할 수 없다면 재상을 둔 의미가 없다(天危而不持安用彼相)"고 했다. 왕이 불민하고 방탕한 것은 간신들의 부채질 때문이며, 그것을 막지 못하고 나라를 부흥시키지 못한 것은 성왕을 모시지 못하는 신하들의 역량이 부족했음을 부끄러워해야 한다는 것이다.

셋째로 성왕(聖王)이라고 경모하고 있는 사람도 군주를 타도했다는 점에서 그 명성에 버금할 수 없다 하며, 이를 깨닫고 경계해야 할 것이라 한다.

세상 사람이 만약 자기의 군주를 타도한 탕왕(湯王)이나 무왕(武王)을 옳다고 생각하고, 군주를 폐위시킨 이윤(伊尹)이나 곽광을 현인이라고 한다면 이것은 오히려 반역을 장려하는 것이라 하여 신랄하게 비판하고 있다.

포박자는 장자(莊子), 왕충(王充) 또는 혜강(嵇康)과 마찬가지로 쓸개빠진 유가(儒家)들이 무조건 성인화하려는 억지 미담을 비판하고 있다.

◈ ◈ ◈ ◈ ◈ ◈ ◈

포박자가 말했다.

머무를 장소로 나무 위를 고르지 않는 새는, 반드시 망에 걸리고 말 것이다. 세상에 나오는 데, 때를 가리지 않는 선비는 반드시 위난이나 치욕을 당하게 된다. 그렇지 않고 때를 만나면, 거룡(巨龍)이 상서로운 구름을 타고 나는 것같이 표표히 하늘을 날 수 있다. 때를 놓치면 큰 물고기가 육지에 버려진 것같이 어찌할 바를 모르게 된다.

그리하여 지자(智者)는 스스로의 능력을 감추고 몸을 숨기면서 큰 일을 할 시기를 기다린다. 만약 큰 집이 무너지려고 할 때 나무 하나로 그것을 받쳐줄 수 없다고 보면 구태여 경솔한 모험을 해서 만에 하나의 요행을 바라지는 않는다.

포박자가 말했다.

주공(周公)이 왕위를 맡아 섭정을 한 일이며,[1] 이윤(伊尹)이 태갑(太甲)을 퇴위시킨 일,[2] 곽광이 창읍 왕(昌邑王)을 폐위시킨 일,[3] 손침이 소제(少帝)를 퇴위시킨 일[4] 등은 정도에서 벗어난 일이긴 했지만, 국가의 안위를 위하여 어쩔 수 없는 임기의 조치였다고 말한다.

그러나 주공이 추방되어 낭패를 당했을 때, 유언(流言)은 거리를 메꾸었고,[5] 이윤은 마침내 살해되었으며,[6] 그가 죽었을 때 짙은 안개가 사흘 동안이나 내렸다.[7] 곽광도 위험을 당하여 몸에 화가 미쳤고, 뒤이어 그의 일가도 망하고 말았다.[8] 손침은 해그늘이 채 옮겨지기도 전에 목이 몸을 떠나버렸다.[9] 모두가 웃음소리가 채 가시기도 전에 한없이 통곡하지 않을 수 없는 신세가 되고 만 것이다.

대체로 나라의 위급함을 구제할 수 없다면, 나라에 재상을 둔 의미가 없다. 천자에게 간쟁(諫爭)하는 신하가 일곱 사람만 있어도, 무도(無道)에 빠지지는 않는다(《효경(孝經)》). 왕망(王莽) 등이 찬탈(簒奪)을 꾀하고, 마음 속으로는 승냥이나 이리 같은 교활한 마음을 품고 있으면서도 겉으로는 고사(故事)를 인용하여 음모를 미화하는 것은[10] 이윤이나 곽광 등이 이미 그 반란의 터전을 마련한 셈이 된다. 훗날의 군자는 이것을 깊이 경계해야 할 것이다.

대저 폐립의 일은 어느 정도 이치에 맞는 것도 있겠으나, 대체로 도리에 어긋난 행위이기 때문에 이루어져서는 안 된다. 진(晉)의 문공(文公)이 주왕(周王)을 불러들였다 하여 공자에게 비난을 받았다.[11] 하물며 군주를 퇴위시킨다고 하는 일이야 어찌 옳다고 하겠는가. 이러한 사람들은 모두 그 계획이 성립된 후에도 서서히 그 보답을 받은 자들이다. 한편 음모를 꾀하고도 얼마 안 가서 욕심이 깊은 동료에게 배반당하고, 일족은 모두 살해되며, 소령(所領)은 남의 손으로 넘어간다. 이러한 사람들도 결코 적지 않다.

군주의 교만을 부채질하여 나라를 어지럽힌 자, 예를 들면 걸(桀)의 신하인 간신(干辛)[12] 추치(推哆)[13]와 주(紂)의 숭후(崇侯), 악래(惡來)[14] 등은 역병신(疫病神)으로, 그들에게 있어서는 충신을 몰아내는 일쯤이야 어렵지 않다.

그만한 힘을 가졌다면, 역으로 군주의 측근에 있는 악인들을 소탕하고, 흉도를 사방으로 몰아내며, 병권을 잡아 국경을 공고히 하고, 정직하게 법을 지켜서 엄한 절조를 유지하며, 단정하게 얼굴을 바로하여 신상필벌(信賞必罰)로 악한 일은 용서하지 않고, 유능한 자를 관에 두며, 충실한 자만을 등용하고, 함부로 날뛰지 않으며, 사전에 군주의 지시를 우러러보고, 군주에게 과실이 있다손치더라도 도리를 다하여 간할 것이며, 언제나 삼가하고 공손할 것을 잊지 않고, 위로는 나라를 영원히 평화롭게 하고, 아래로는 자신에게 아무런 번거로움이 없게 하며, 공을 이루어 명성을 떨친 후에는 스스로 사직하여 충성스럽고 의로우며, 유능한 사람을 대신 추천하는 일이야 아무런 어려움 없이 해낼 수도 있을 것이다. 언제나 고의로 지존의 옥쇄를 강탈하거나 현재의 군주를 위협하는 따위는 있을 수 없다.

대저 군주는 하늘과 같은 것, 부모와도 같은 것이다. 만약 군주를 폐하는 일이 옳다고 한다면 하늘도 부모도 바꾸어 놓을 수 있는 것이 된다. 일세에 그 이름이 칭송될 공로가 있는 자라 할지라도 상을 내릴 수 없는 것이 있다. 군주까지도 꺼려하는 위광(威光)을 떨치는 신하는 자칫 그 몸이 위태로워진다.

이들은 전쟁에 승리하고 제국을 정복한 훌륭한 공로가 있는 가래(家來)라 해도 '새를 쏘아 떨어뜨린 후에는 양궁도 쓸모없게 되고, 토끼를 잡고 난 후에는 사냥개도 삶아 먹힌다'[15]는 예가 있다. 하물며 자기 군주를 폐위시키고 새로운 군주에게 사랑을 받으려고 하는 것은 너무도 뻔뻔스러운 일이다.
 그것은 마치 아들된 자로서 자기를 낳아 준 부모를 산속에 버리고 난 후 다른 사람을 양자로 삼고 "나는 백유(伯瑜)¹⁶⁾나 증삼(曾參)¹⁷⁾과 같이 어버이에게 효도를 다 했다. 다만 나의 부모를 중하게 여길 가치가 없기 때문에 버렸을 뿐이다. 너는 매일 나에게 맛있는 음식을 가져다 주고, 밤에는 잠자리를 보아 주며, 아침마다 문안을 드리도록 하라"고 말하는 것과도 같다. 누가 그를 동정할 것이며, 또한 신용할 것인가!
 곽광과 같은 사람은 관직이 높아지고 많은 포상을 받았지만, 모든 군주의 측근들은 그의 계략만을 존중했을 뿐이다. 결코 그의 성심에 감복하여 우대한 것은 아니었다.
 대체로 남편에게 버림받은 처가 재혼한 남편에게 전부(前夫)의 결점을 이것저것 얘기하고, 노예가 자기를 사간 주인에게 전주인의 횡포를 비방했다면, 범용한 사람이라 할지라도 듣기 거북하게 생각할 것이다. 왜냐하면 자기와 같은 처지의 사람을 중상하는 말은 참기 어렵기 때문이다. 이것은 자연의 인정이다.
 그리하여 악양(樂羊)은 아무리 끔찍한 일이라도 해치울 수 있는 성품이기 때문에 모두 그를 꺼려하였고, 진서파(秦西巴)는 정이 너무 깊어서 군주의 아낌을 받았다.¹⁸⁾ 그런데 세상사람이 만약 자기의 군주를 타도한 탕왕(湯王)이나 무왕(武王)을 옳다고 생각하고, 군주를 폐위시킨 이윤이나 곽광을 현인이라고 본다면, 이것은 오히려 반역을 장려하는 것이 된다.

그러나 폐위된 군주가 모두 악한 것은 아니다. 혹은 그들이 어진 임금을 보좌하고 권력을 휘두르는 동안, 죄악이 점점 쌓여지고 언제인가 유주(幼主)가 성장하여 사리를 판단할 수 있는 날이 오면, 반드시 죄과에 대한 보복이 있을 것을 두려워한 나머지, 차라리 자기가 세력을 장악하고 있을 때 임금을 갈아서 가까운 화근을 뽑아내고, 새 임금을 옹립한 공을 과장하려고 했는지도 모른다. 그렇다면 그의 계획은 자기의 이익만 위한 것이지 결코 국가를 위한 것은 아니었다.

그들의 위광은 이미 막중하며, 죽이고 살리는 것도 마음대로이다. 폐위된 군주는 아무런 권력도 없다. 패자는 역적인즉 모든 죄명이 씌워지기 마련이다. 진상을 알고 있다 한들 그 누가 말을 내뱉을 수 있겠는가. 동모후(東牟侯)나 주허후(朱虛侯)[19]와 같은 계략을 짜내는 대신이 없고, 남사(南史)나 동호(董狐)[20]와 같이 죄인을 입증할 사관(史官)이 없었다면, 장래도, 지금도, 누가 진실을 밝힐 수 있을 것인가. 현명한 사람들만이 옛날 걸왕이나 주왕의 악행을 그렇게 심한 것이 아니며 탕왕, 무왕의 행위라 해도 그렇게 찬미할 것이 못됨을 깨닫고 있다.[21]

옛 서적들은 모두가 군주를 존귀한 것으로 하고 신하는 비천한 것으로 했으며, 줄기만을 강하게 하고 가지는 약하게 할 것을 주장했다.

공자(孔子)의 《춘추(春秋)》에는, 군주는 하늘과 같은 것으로 결코 살해해서는 안 된다[22]고 말한다.

성인이 지었다는 《효경(孝經)》에는, 부모를 섬기는 마음과 같은 마음으로 군주를 섬기라, 라고 한다.

인간은 군주와 부모의 은덕으로 태어난다. 삼자를 같은 것으로 중시해야만 할 것이다.

그런데 폐립(廢立)의 일을 허용하고 대역(大逆)의 단서(端緒)를 여는 것은 하극상(下剋上)을 가르칠 뿐, 있어서는 안 되는 일이다.

그런데 세속의 학자는 수족관 앞에 오래 서 있으면 비린내를 잊어버리는 것처럼 잘못된 의론을 가리지 못한다. 탕왕(湯王)이나 무왕(武王)의 혁명을 논하기 꺼려 하며, 이를 지탄(指彈)하는 자가 있으면 임기응변(臨機應變)도 모른다고 비웃음을 산다. 그들에게는 혁명이 비록 상도(常道)에 어긋나기는 하지만, 그래도 동기가 좋으니까 그 핵심이 빗나간 것은 아니라고 말하지만, 신하로서 임금을 치는 일이 도리에 반하며 정의에 반역하는 것임을 잊고 있는 것이다. 그러나 전대의 논자는 대도(大道)에 따라서 그들의 주장을 타파하려고는 하지 않고, 그와 같은 생각을 품고 있는 자들은 더욱더 늘고 있다.

대개 예리한 창끝을 뾰죽하게 세우고 무너져내린 산에 오르는 것은 위험을 피하여 장생(長生)하는 길은 아니다. 한때 고관의 자리에 취임하고 무한한 포상(褒賞)을 받았지만, 그것은 희생물로 쓰일 소가 자수의 천을 쓰고, 못 속의 물고기가 망맥(莽麥)[23]을 먹으며, 갈증이 있는 사람이 독주(毒酒)[24]로 목을 축이고, 굶주린 사람이 썩은 고기로 배를 채우는 것이나 다를 것이 없다. 그런데도 붓을 잡은 사람은 모두가 이것을 칭찬하여 미담(美談)이라 말하며, 죽어도 시원찮은 대죄를 임기응변의 묘책이라고 칭찬한다. 생각하면 탄식할 노릇이다.

어떤 사람이 나에게 간했다.
군주에 대한 의논(議論)은 성인(탕왕, 무왕은 유가에서는 성인)을 중상하는 것이다. 반드시 비난을 받을 것이다.
나는 대답했다.
순(舜)이나 우(禹)는 여러 가지 시험을 거친[25] 후에 비로소 제왕을 물려주었다. 즐겨 성인을 비방하는 자가 있다 해도 성인이 중상을 받겠는가! 옛날 엄연년(嚴延年)은 조정에 관리로 있을 때, 곽광이 창읍 왕을 폐위시킨 일을 '신하로서는 불가하다'고 탄핵했다. 그때 상하의 사람들은 숙연하여 누구도 반박하지 못했다.[26] 하물며 나는 세상일을 경계하라고 말하는 것인데, 누구를 가리켜 비난하고 있는 것도 아니다. 세상에 흔히 있는 일에 대하여 걱정할 필요가 없는 일이다.

■ 譯註

주1. ~ 섭정을 한 일이며

주공은 성왕(成王)의 숙부로서, 성왕이 어린 동안 섭정의 자리에 있어 왕을 보필했다.

주2. ~ 퇴위시킨 일

태갑은 은(殷)나라의 왕인데, 처음에는 소행이 악하여 당시의 대신이던 이윤이 그를 추방했으나, 개심했기 때문에 다시 받아들였다.

주3. ~ 폐위시킨 일

한(漢)나라 소제(昭帝)가 붕어한 후 창읍 왕이 제위에 올랐지만, 그의 천품이 닦아지지 않아서 재상 곽광은 이를 폐위시키고 선제(宣帝)를 세웠다(B.C. 74년).

주4. ~ 소제를 퇴위시킨 일

A.D. 258년 손침은 오(吳)나라의 소제를 퇴위시키고, 대신 낭야왕을 세웠다.

주5. ~ 거리를 메꾸었고

관숙(管叔)과 채숙(蔡叔)이, 주공이 찬탈의 뜻이 있다고 소문을 퍼뜨렸기 때문에 주공은 동쪽으로 달아나고 말았다.

주6. ~ 살해되었으며

《죽서기년(竹書紀年)》

주7. ~ 내렸다.

《제왕세기(帝王世紀)》

주8. ~ 망하고 말았다.

곽광이 죽은 직후, 부인의 음모가 폭로되었다.

주9. ~ 몸을 떠나버렸다.

자기가 세운 낭야왕에게 주살되었다.

주10. ~ 미화하는 것은

왕망은 한 왕실을 찬탈하기에 앞서 먼저 어린 군주를 세우고 자신은 섭정을 맡았다. 모두가 주공이 섭정을 하게 된 고사를 따랐다.

주11. ～ 비난을 받았다.

僖公 28년 문공(文公)이 하양(河陽)의 맹회(盟會)에 왕을 불렀다. 공자는 《春秋》에서 천왕이 하양에 순행했다고 기록하였다. 신하가 임금을 불러들이는 일은 있을 수 없기 때문이다.

주12. 간신.

《呂氏春秋》愼大覽.

주13. 추치.

추치는 걸왕의 용감하고 힘센 신하로서, 걸왕의 방탕을 도운 사람이다. 후에 탕왕의 공격을 받고 태찬산에서 사로잡혔다(《墨子》明鬼).

주14. 숭후, 악래.

숭후, 악래는 《史記》本記에 나옴.

주15. ～ 삶아 먹힌다.

《史記》淮陰侯傳.

주16. 백유.

백유는 노자(老子)를 말함. 노모의 회초리를 맞으면서도 오히려 모친의 힘이 쇠약해졌음을 탄식했다.《說苑》建本.

주17. 증삼.

공자의 제자. 특히 효행으로 유명하다.

주18. ～ 아낌을 받았다.

진서파는 어느 날 임금과 함께 사냥을 나갔다가 새끼를 데리고 있는 사슴을 달아나게 했다 하여 왕의 책망을 받았다. 후에 왕자의 호위를 맡았을 때 "아무리 금수라 하더라도 새끼에 대한 정은 깊다"고 하여 채용되었다. 모두《韓非子》說林上.

주19. 동모후, 주허후.

동모후와 주허후는 유장(劉章)과 유흥거(劉興居). 두 사람은 여씨(呂氏)의 쿠데타를 묘한 방책으로 미연에 방지했다.

주20. 남사, 동호.

남사는 제(齊)나라 사관. 최저가 임금을 시해한 것을 직서하여, 그 형제가 차례로 죽음을 당함.

동호는 진(晋)나라 사관. 조둔(趙盾)이 임금을 시해한 역적을 토벌하지 않은 것을 책하여, 둔에게 역적의 이름을 부쳤다.

주21. ~ 깨닫고 있다.

《논어(論語)》자로(子路)에, 주(紂)의 악행은 그렇게 심한 것이 아니라고 했다. 탕왕의 혁명에 대해서 비판적인 사람은 장자, 왕충, 혜강 등이 있다.

주22. ~ 살해해서는 안 된다.

《공양전(公羊傳)》莊公 32년의 기록.

주23. 망맥.

簡注에는 「淮南万畢術」(《御賢》993)에 「망초(莽草)의 잎과 쌀을 섞어서 찧은 다음 물에 넣으면 물고기가 죽는다」고 하는 것을 인용하여, 독초(毒草)를 넣은 보릿가루라고 한다.

주24. 독주.

원문은 「雲日之酒」. 간주에 보면 雲日은 運日의 잘못이다. 즉, 짐새의 이명이라고 한다. 짐새는 독이 있는 새로서, 뱀을 먹이로 하며, 그 깃털을 술에 담그면 독주가 되어, 그것을 마시면 즉사한다고 한다.

주25. ~ 시험을 거친 후에

순(舜)은 요(堯)의 아황. 여영의 두 딸을 아내로 맞이했으나 그의 소행(素行)을 시험받았고, 시험적으로 정치를 했었다. 우(禹)는 또 홍수를 다스려 시험을 받았다.

주26. ~ 반박하지 못했다.

《漢書》酷吏傳.

권 8
(時難)
시난

　시난(時難)이란 시기를 맞추기가 어렵다는 것, 즉 기회를 얻기가 어려움을 뜻한다. 논어(《論語》子路)에 신하가 되는 일은 쉽지 않다 했고, 포박자도 사물을 말하는 것이 어려운 것이 아니라, 말해야 될 시기가 어렵다고 했다. 모두가 시절이 뒤숭숭해서이다.

　아첨과 모함이 판을 치는 세상에서는 충신과 현인의 말을 알아듣는 군주가 적고, 악당들의 탄핵에 죄도 없는 충신이 모함을 당해야 된다. 말하는 것을 믿지 않는 것뿐이라면 좋다. 다리를 베이고 죽음을 당하는 혹형을 당하기까지 한다. 이사(李斯)가 그랬고, 통연(龐涓)이 그랬다.

　그러므로 스스로의 기량을 숨기고 산야에 은거하여 때를 기다리나 좀처럼 기회는 오지 않았다.

　의분과 야망에 분기하여 조정에 오르려 해도 높은 공적을 세울 수 있는 기회는 오지 않는다. 군주의 귀가 가리고 눈이 가렸기 때문이다.

본 장은 이러한 고결하고 능력있는 선비가 때를 기다리
는 안타까운 정경을 표현하고 있다.

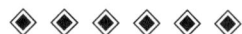

　포박자가 말했다.
　충성과 의리를 다하면서, 숨기지 않고 말할 수도 있다.
다만 말한 것이 받아들여지고, 또 자신의 몸을 안전하게
하기 위해서는 말을 하는 시기가 중요하다. 때가 맞지 않
으면 어떻게 할 것인가?
　흉악한 무리들은 힘이 미치지 않는 상대를 시기하며, 윗
사람을 옹호하고 아랫사람은 억악하며 정직한 사람을 미워
한다. 정의로운 선비가 사악함을 탄핵하는 것을 두려워하
므로 자기보다 능력있는 사람을 애써 제거하여 자기 생명
을 연장하고자 한다. 세간에 명군(明君)은 좀처럼 나타나지
않는다. 범용한 군주는 흑백의 구별도 하지 못한다. 충성
된 말을 받아들이지도 못할 뿐만 아니라 그 충언을 다른
신하에게 누설하기까지 한다. 그리하여 홍공(弘恭)이나 석
현(石顯)[1] 같은 자들은 교묘한 말로 그럴 듯하게 보여서 충
신들 사이에 끼어서 사복을 채운다. 그들의 참언(讒言)으로
인해서 장생의 도를 헌상한 자가 오히려 사죄를 받게 되고,
군주의 안태를 도모하는 계략을 올린 자가 역으로 위태로
운 처지에 빠지고 만다.
　그러므로 나는 이렇게 말하고 싶다. "사물을 말하는 것
이 어려운 것이 아니라, 말해야 될 시기를 맞추는 것이 어

렵다"고.

 대체로 현인(賢人)이 성인에게 말하는 경우에도 무난히 받아들인다고 만은 할 수가 없다. 그러므로 이윤(伊尹)은 탕왕(湯王)에게 인정받기 위해서, 무려 70회나 설득했다.[2] 지자(智者)가 어리석은 사람에게 말해 보았자 받아들여질 리가 없다. 그러므로 주(周)나라 문왕(文王)은 은(殷)나라 주(紂) 임금을 간해 보았지만 끝내 듣지 않았다.

 말하는 것을 믿지 않는다면 차라리 그것이 낫다. 예를 들면 이사(李斯)가 한비(韓非)를 살해하고,[3] 통연(龐涓)이 손빈에게 다리를 자르는 형벌에 처하게 하고,[4] 상관대부(上官大夫)가 굴원(屈原)을 비방하고,[5] 원앙(袁盎)이 조착(晁錯)을 중상한 것[6] 등은 매거할 수조차 없다.

 「신하가 되는 일은 쉽지 않다.」(논어, 자로편)고 하지만, 신하가 되는 도리도 여러 가지가 있다.

 그리하여 조정을 떠나서 산야에 은거한 사람은 죽은 후에라야 비로소 그 이름이 알려진다. 능력을 감추고 때를 기다리는 사람은 백에 하나도 인정받지 못한다. 높은 공적(功績)을 세울 수 있는 사람은 일대에 하나가 있을까 말까이며, 엷은 얼음을 밟아 물 속에 빠지는 사람은 역사에 얼마든지 실려 있다.

 아! 슬픈 일이다. 때를 만난다는 것이 그처럼 어렵다는 것을 이것으로 알 수 있다. 위수(渭水)가의 태공망(太公望)과[7] 같은 인물이 왕자를 보좌할 비범한 재주와 기량을 지니고 있으면서도 혹은 낚싯대를 손에 들고, 혹은 진흙을 나르며 끝내 문왕(文王)이나 고종(高宗) 같은 군주를 만나지도 못한 채 하루의 생활 속에 늙어 죽어가는 인걸이 무수히 있을 것이 틀림 없으리라고.

■ 譯註

주1. 홍공, 석현.
홍태와 석현은 한(漢)나라 원제(元帝)의 간신.
주2. ~ 설득했다.
《韓非子》難言.
주3. ~ 한비를 살해하고
이사(李斯)는 한비(韓非)와는 동문 사이지만, 먼저 진시황(秦始皇)을 받들었다. 시황이 한비의 시를 읽고 그를 채용하려고 했을 때, 이사는 그것을 시기해서 한비로 하여금 자살하도록 했다.
주4. ~ 처하게 하고
통연은 병법으로 위(魏)에 등용되었다. 손빈을 맞이하는 것을 두려워하여, 참언으로 다리를 끊게 했다.
주5. ~ 굴원을 비방하고
상관대부는 초(楚)나라의 대신인데, 굴원을 시기하여 추방시켰다.
주6. ~ 조착을 중상한 것

오초 칠국(吳楚七國)의 난이 일어났을 때, 원앙은 조착의 책임을 물어서 착을 참했다고 한다.
주7. **태공망.**
은(殷)나라 고종(高宗)의 대신. 토방(土方)에 있었기 때문에 발견되었다.

권 9
(官理)
관리

관리(官理)라고 함은 나라를 다스리는 이치를 말한다.
　명마는 적당한 주인을 만나야 천리를 달릴 수 있고, 진귀한 물건은 가치를 아는 자만이 사간다. 아무리 재능이 뛰어난 인재라 해도 모시고 있는 주인이 바르지 못하면 그 역량을 발휘하지 못한다. 그러므로 나라의 정치를 잘 하려 한다면 명군을 만나야 한다. 우(禹)와 후직(后稷)이 백관의 업무를 질서 정연하게 한 것은 요(堯)와 순(舜)을 만났기 때문이다. 또 포박자는 시세가 나쁘면 실패한다고 했다. 정치의 이치는 주인과 시세를 잘 만나는 것이 모든 이치의 대본이 된다는 말이다.

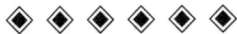

　포박자가 말했다.
　명마가 나르듯이 빠르게 달릴 수 있는 것은 능숙한 마

부¹⁾의 기술에 의한 것이다. 따라서 마술(馬術)의 명인이라면 아무런 고통도 없이 천리 저편에까지 다다를 수 있다. 우(禹)와 후직(后稷)이 백관의 업무를 질서 정연하게 한 것은 요(堯)와 순(舜)이라는 명군(明君)을 만났기 때문이다.

따라서 팔짱을 끼고 있으면서도 태평의 찬가(讚歌)가 저절로 울려퍼진다. 그러나 말타기에 서툰 사람이 준마에 오르면 아무리 멀리 질주해 보려 할지라도 말고삐는 풀어지고, 일산(日傘)이 걸려서 결국 수레는 비탈길에서 뒤집히고 만다.

마찬가지로 은(殷)의 주왕(紂王)이 삼인(三仁)²⁾의 위에 있는 이상은 삼인이 아무리 충성스러운 말을 간한다 할지라도 오히려 화만 미칠 뿐이다.³⁾ 때문에 나라는 기울어져도 도저히 구할 수가 없었다. 결국 준마도 마부도 졸도하고 만다.

지혜가 있는 자라 할지라도 시세(時世)가 나쁘면 실패하고 만다. 공자 같은 성인(聖人)이라 해도 노(魯)나라 소공(昭公)의 몽진(蒙塵)⁴⁾을 방지하지는 못했다. 안영(晏嬰) 같은 현인(賢人)이라도 최저의 반란⁵⁾을 미연에 방지하지 못했다. 공자나 안영의 재능이야 매우 뛰어난 것이었지만 모시고 있는 주인이 좋지 않았던 것이다.

더벅머리 아이들은 천금을 준다고 말했지만 외눈도 까딱하지 않고 오직 들나비만 쫓는다. 월(越)나라 사람들은 중국(中國)의 맛있는 음식에 침을 뱉으며 버리고는 맹꽁이만을 좋아한다. 즉, 좋은 물건의 가치를 모르는 대신 쓸모없는 물건을 가치없는 물건으로 분간하는 눈도 가지지 못한 것이다.

대체로 사용하지 않는 물건은 그것이 아무리 진귀한 것이라 할지라도 귀하게 여겨지지 않는다. 아끼는 사람이 없다면 반드시 중상하려고 하는 자가 찾아들기 마련이다.

옛날 위(衛)나라의 영공(靈公)은 공자(孔子)의 말을 듣고 몇 번이나 의아한 얼굴을 보였다.[6] 진(秦)나라 효공(孝公)은 상영(商鞅)의 얘기를 들으면서 졸았다.[7] 유능한 신하에게 공을 세우게 하려고 생각해도 그것은 마치 뒤로 물러서며 목적물을 쫓거나 초(楚-남쪽의 나라)에 간다 하고 연(燕-북쪽 나라)나라 쪽으로 머리를 두르는 것과도 같은 것이다.

■ 譯註

주1. 능숙한 마부.

원문은 「造父三御」로 되어 있다. 조보(造父)는 주(周)나라 목왕(穆王) 때의 마술의 명인이다. 여기서는 마술의 명인이란 의미이다.

주2. 삼인.

삼인이란 세 사람의 현인을 부르는 것으로, 은나라 주왕 때의 미자(微子), 비간(比干), 기자(箕子) 등을 말한다.

주3. ~ 미칠 뿐이다.

삼 인 중 두 사람은 주왕에 간하다가 사형되고, 기자는 미친 사람을 흉내내면서 도망쳤다.

주4. 몽진.

몽진(蒙塵)이란 말은 천자가 몸을 피해서 달아난다는 말이다. 본래의 뜻은 궁궐 밖으로 나가서 먼지를 쓴다는 뜻에서 비롯된 말이다. 소공은 가로(家老)인 삼환(三桓)의 횡포에 분노하여 이를 토벌하려 했지만 실패했다. 마침내 제(齊)로 도망했다.

주5. 최저의 반란.

최저는 제후(齊候)를 살해했다. 당시 안영은 제나라의 대신이었다.

주6. ~ 얼굴을 보였다.

《論語》위령공(衛靈公)에, 영공이 이해할 수 없는 질문을 한 것이 보인다.

주7. ~ 들으면서 졸았다.

《史記》商君傳.

권 10
(務正)
무정

무정(務正)이라 함은 바른 도리에 힘쓰라는 말이다.

나라를 다스리는 도리는 각각의 신하가 그 재능에 맞게 직무를 수행하는 것이다. 사람마다 능력의 차이는 있으나 적성에 맞는 일에는 그 재능을 한껏 발휘할 수 있다. 이것이 무정의 근본이다.

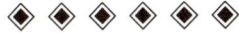

포박자가 말했다.

남명(南溟)[1]은 모든 강물이 흘러 들어가서[2] 이루어지는 것으로, 그 깊이는 측량할 수 없도록 깊기만 하다. 곤륜산(崑崙山)[3]은 본시 돌을 쌓아 올려서 하늘에 닿을 듯 높이 솟아 있는 것이다. 푸른 하늘 위로 치솟은 대하(大廈)[4]는 크고 작은 많은 서까래를 모아서 이루어졌다. 구부러진 수레의 바퀴와 곧은 채(輈), 그 어느 하나라도 없다면, 수레는 만들어질 수가 없다.

그러므로 나라의 정치에 있어서도 훌륭한 신하가 곁에 있어 군주를 보필함으로써 백성을 선도하고 교화시킬 수가 있는 것이다.

용맹한 장수가 힘을 가졌을 때 비로소 천하를 노리는 악인의 고함소리가 잠잠해진다.[5] 순(舜) 임금이나 요(堯) 임금이 의연히 팔짱을 끼고 천하를 잘 다스린 것이나[6] 위(偉)의 영공(靈公)이 교만하고 방자했음에도 불구하고 나라가 망하지 않은 일[7] 등은 모두가 어진 신하가 곁에 있었기 때문이다.

많은 사람들의 힘을 한데 합치면 비록 만균(万鈞)[8]의 무게가 되는 것이라 하더라도 거뜬히 들어올릴 수가 있다. 중지(衆智)를 모아서 이를 선용하면 정치를 하는 일이라 해도 결코 어려운 일은 아니다. 그러므로 발이 많은 지네[9]가 죽어서도 쓰러지지 않는 것처럼 선비가 많은 나라는 비록 난리가 난다 하더라도 결코 망하지 않는다.

그러나 검을 가지고는 바느질을 할 수 없고, 송곳으로는 물건을 자를 수가 없다. 소나 말에게 집을 지키게 할 수는 없으며, 닭이나 개에게 사람들을 싣고 수레를 끌도록 하는 일은 아무래도 적당치가 않다. 그러므로 각각 그 장기를 사용하여 일을 맡긴다면 불가능한 일은 없게 될 것이다. 각각의 단점을 알고 그것을 피하기만 한다면 전혀 감당할 수 없는 재능이라는 것은 이 세상에 있을 리가 없는 것이다.

■ 譯註

주1. 남명.
남명(南溟)은 남쪽 끝에 있는 바다를 말한다. 《장자》 소요유에 보면, 남명은 천지다(南冥天池也), 고 했다.

주2. ~ 흘러 들어가서
원문은 조종(朝宗). 강물이 바다로 향해 흘러 들어간다는 것으로, 제후가 천자에게 배알하는 것이나 귀복(歸服)하는 뜻으로도 쓰임.

주3. 곤륜산.
원문은 「玄圃(현포)」. 원래의 뜻은 곤륜산 위에 있는 五城十二樓로 이루어진, 신선이 사는 곳을 뜻하는 것이다. 懸圃(현포)라고도 사용된다. 여기서는 곤륜산의 의미.

주4. 대하.
원문에는 「大夏(대하)」. 夏와 厦는 같은 것으로, 큰 집을 가리킨다. 빌딩 같은 것이다.

주5. ~ 잠잠해진다.
원문은 「折衝之寸周則逐鹿之姦寢」. 여기서 절충(折衝)은 적의 창을 꺾어버린다는 뜻으로, 적과 교섭하여 자기 체면을 유지한다는 뜻이다. 또 축록(逐鹿)이란 사냥꾼이 사슴을 쫓는다는 말에서, 영웅호걸이 서로 다투며 천하를 장악하려는 상태를 말한다. 그러므로 용장이 천하를 평정하여 각축전을 벌이던 악한 무리들을 조용하게 했다는 말이 된다.

주6. ~ 다스린 것이다.
아아, 높고 거룩하도다. 순 임금, 우 임금은 천하를 가지고

도 훌륭한 사람에게 일을 맡기고, 자기는 아무런 참견도 않으심이여. 「子曰巍巍乎 舜禹之有天下也而不與焉」《論語》泰伯.

주7. ~ 않은 일.

위령공은 무도했으나, 중숙어(仲叔圉)는 빈객 접대를 맡고, 축타(祝駝)는 종묘의 제례를, 왕손가(王孫賈)는 군무(軍務)를 맡아 다스렸다(仲叔圉, 治賓客, 祝駝 治宗廟, 王孫賈 治軍族, 夫如是, 溪其喪).《논어》憲問.

주8. 만균.

1鈞은 30斤을 말함.

주9. 발이 많은 지네.

원문은「繁足者」. 다리가 많다 하여 지네를 百足(백족)이라 하며, 그 외에도 蜈蚣(오공), 馬蚿(마현), 商距(상거), 蝍蛆(즉저) 등으로도 쓰인다.

권 11
(貴賢)
귀현

　귀현(貴賢)이란 현인을 존중해야 한다는 말이다. 어진 사람이 없으면 나라를 이끌어 갈 수 없기 때문이다.
　군주(君主)가 어진 선비를 초빙하고 유능한 인재를 등용하는 것은 그 본무(本務)이고, 군주를 받들어 나라에 공을 세우는 것은 호걸의 바라는 일이다. 군주는 군주대로, 신하는 신하대로 각기 그 행해야 될 의무(義務)가 있다는 말이다. 이것이 군신(君臣)의 논리이다. 그러므로 아무리 군주라 할지라도 그 본분을 다하지 못하면 군주로서의 자격을 잃고 말 것이다. 그 중에서도 가장 중요한 것이 현인을 소중하게 대우하는 것이다.
　현인을 중히 여기는 것은 마치 장군이 천리마를 아끼는 마음과 같고, 사공이 배를 소중히 여기는 마음과 같다. 천리마가 달리고 배가 강물을 헤쳐 나가는 것을 오히려 당연한 것으로 생각한다면, 그러한 마음은 곧 방탕과 사치의 미혹에 빠져 도탄에 빠진 백성을 외면하고 현인을 업수이 여기는 결과가 된다. 그것이야말로 망국의 제일보이다.

그러므로 군주는 항상 현인을 중히 여긴다는 본무를 명심하고 간신의 아첨에 현혹되지 않도록 경계해야 한다. 참으로 현인을 존중하는 것이야말로 안개를 헤치고 맑은 눈으로 세상의 참모습을 관찰할 수 있게 된다.

본 장은 참다운 군주가 되기 위해서는 왕족이란 신분만에 의존하지 말고, 현인을 귀중하게 생각함으로써 나라의 발전을 기할 수 있다는 교훈이다.

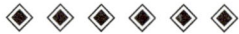

포박자가 말했다.

속력이 빠른 배를 버리고 바다를 건너려고 한다면, 그것이 얼마나 어려운 일인가를 보지 않아도 뻔한 일이다. 어진 신하들의 보좌가 없이 태평한 세월을 바란다 해도 성공한 예는 아직 들어보지 못했다. 학이나 황새처럼 큰 새가 대공을 날 수 있는 것은 날개의 강한 힘 때문이다. 용(龍)이 하늘로 올라갈 수 있는 것은 구름을 탈 수 있기 때문이다. 그러므로 어진 선비를 초빙하고 유능한 인재를 등용하는 것은 나라를 다스려야 될 군주로서는 마땅히 행해야 하는 중요한 일이 된다. 군주를 받들어 나라에 큰 공을 세우는 것이야말로 무릇 호걸의 바라는 바가 아닌가.

그런데 만약 태평한 세월을 간절히 바라면서도 지혜있는 선비를 소홀히 대한다고 한다면, 먼 곳까지 단숨에 달릴 수 있는 준마(駿馬)를 버리는 것이나 다를 바가 없다.

대저 초야에 묻혀 세상에 때묻지 않은 청결한 선비를 발탁(拔擢)하여 그 재능에 따라 각각 직무를 수행하게 하고, 그 업적에 따라 녹(祿)을 내리는 것 등은 군주가 어진 사람을 불러들이는 지름길이다. 밤과 낮으로 태만하지 않고 온 마음을 직무에 쏟으며, 착한 사람을 내세워 악인을 물리치고, 마음먹었던 일은 반드시 완수하는 것이야말로 신하로서 지우(知遇)에게 보답하는 길이다.

세간에 은둔하고 있는 선비는 있어도 고립된 군주는 있을 수 없다. 왜냐하면 선비는 유연히 세상을 버리고 걱정없이 살아갈 수도 있지만, 군주는 자기를 보필할 선비가 없이는 결코 천하를 다스릴 수가 없기 때문이다. 부열(傳說)이나 태공망(太公望) 등이 출세에 공급하지 않았던 것은 일신에 훌륭한 도덕을 갖춤으로서 왕후라 해도 함부로 머리를 숙일 수 없다는 자신감이 있었기 때문이다. 은(殷)나라 고종(高宗)이나 주(周)나라 문왕(文王)이 꿈 속에서까지 이 두 사람을 그리워했던 것은 모두가 대공을 세우기 위해서는 반드시 어진 신하가 필요했기 때문이었다.

염려되는 것은 깊은 궁궐 안에서 태어나서, 여인들의 치마폭에서만 자라난 군주인 것이다. 백성들이 살아가는 데 얼마나 고생스러운가를 알지도 못하며, 도시 고생이라는 것이 무엇인지조차 알지 못한다. 왕위를 계승하는 것이며 나라의 성쇠가 어떤 것인가에 대해서는 거의 무관심하다. 당장에 급한 일이 있다면 사치와 유연(遊宴)뿐이다. 사냥과 주색을 탐하며 음란한 음악에 두 귀를 모으고 아름다운 여인을 보아야 비로소 눈빛이 빛난다. 눈이나 귀를 움직일 때라고는 고작 그것뿐, 인물을 감정(鑑定)하는 일 따위는 즐겁게 하는 것만 알고, 재주있는 선비들이 나라를 안정시키고 있다는 사실은 전혀 모른다. 발도 달려 있지 아니한 서각(犀角－물소뿔), 상아(象牙), 보석(寶石) 등은 만 리 밖 먼 곳으로부터 찾아들지만, 망해 가는 나라를 구해야 될 선비는 발이 있으면서도 나라 안 어딘가에서 자취도 없이 묻히고 있다. 이렇게 병이 고황(膏肓)에 들고야 비로소 명의를 찾아나서고, 집안이 기울어지는 재난(災難)이 찾아오고야 비로소 모신(謀臣)을 얻으려고 생각한다. 이것은 마치 불이 난 다음에 우물을 파고, 배가 고파진 후에야 밭을 사려고 하는 것과 같은 것이다.

비록 세력이 없는 노예라 할지라도 평소에 그들의 노고를 위로하는 일이 없었다면, 아무리 열심히 일하라고 한들 들어줄 이가 없다. 평상시 신하들에게 아무것도 해준 일이 없이 갑작스럽게 공을 세우라 한들 무리한 상담이 될 것이다.

권 12
(任能)
임능

 임능(任能)은 유능한 선비에게 정사를 맡긴다는 말이다. 유능한 영재를 발탁하는 것은 그 인물과 능력을 신중히 검토하는 것이 상례이다. 그러나 그의 능력을 인정하고 정사를 맡긴 이상은 전적으로 신용해야 한다. 이것이 현명한 군주의 태도일 것이다. 인간의 역량은 발휘될 수 있는 조건이 선행되어야 한다. 군주의 신용은 신하가 역량을 발휘할 수 있는 선행조건이라 할 것이다.
 포박자는 유능한 인재를 다음과 같이 말하고 있다.
 형공자(荊公子)와 밀자(密子)가 태평성대를 누릴 수 있는 것은 능력있는 보좌가 있었기 때문이며, 제(齊)의 관중(管仲)이나 노(魯)의 계씨(季氏)가 자신의 기량을 발휘하여 나라를 발전시킨 것은 유능한 선비를 채용했기 때문이라 했다.
 또 포박자는 군신(君臣) 사이에는 역량(力量)의 비교나 재주의 고하(高下)를 따질 수 없다고 한다. 비교라는 것은 동등한 조건이 놓여진 경우일 뿐만 아니라, 각자의 기능이 다르기 때문이다.

또 포박자는 유능한 인재를 구하기 어렵고 일을 맡기는 것은 매우 어려운 일이지만, 한번 맡게 되면 곧 국가의 부흥은 시작된다는 것을 암시하고 있다. 선비는 강궁(強弓)이나 대선(大船)에 비교하면서, 힘들기는 하나 그 효과가 큰 것을 강조한다. 맹장(猛將)은 다루기 힘들어도 적의 칼끝을 꺾고, 선비는 부리기 힘들어도 나라를 다스리고 풍속을 미화할 수 있다고 했다.

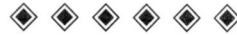

어떤 사람이 말했다.

꼬리가 몸둥이보다 크면 흔들 수가 없다. 신하가 군주보다 현명하면 신하를 부릴 수가 없다. 마찬가지로 입에 맞지 않는 물건을 억지로 삼키면 목이 메고 만다. 자기보다 재능이 높은 가래(家來)에게 안심하고 일을 맡기는 것은 어리석은 일이다.

포박자가 말했다.

그대의 말은 옳지 못하다. 옛날 형공자(荊公子)는 아직 소년의 나이로 재상(宰相)의 직무를 훌륭히 대행했는데, 실은 스물다섯 분의 가로(家老)의 보좌를 받아 나라는 태평했다.[1] 밀자(密子) 천(賤)은 관리에 올라서 큰 나라를 다스렸지만, 실은 자기보다 우수한 보좌(補佐)가 많았기 때문에 나라가 잘 다스려졌다.

제(齊)나라 환공(桓公)은 형을 살해하고 왕위에 올랐고, 자매(姉妹)와 간통하고 나체의 부인과 함께 마차에 타며 술을 마셨고, 여인을 위하여 3백 채나 되는 집을 지었다.[2] 그러나 관중(管仲)에게 모든 정치를 맡겼기 때문에 마침내는 천하의 패자(覇者)로 군림하게 되었다. 그러나 관중이 죽자 홀연 내란이 일어났다. 노(魯)는 계자(季子)를 가로(家老)로 정사를 맡긴 지 20여 년이다. 나라 안은 실정(失政)이 없었고, 밖으로부터 침략을 받는 일도 없었다. 그러나 계자가 없어지자 곧 재난이 일어났다.[3] 이렇게 본다면 군주보다 우수한 가래가 있으면 공적(功績)을 세울 수 있지만, 군주 자신만으로 일을 감당한다면 재앙이 일어나는 것이 아닌가.

　한(漢)나라 고조(高祖)도 천막 속에서 작전의 묘책을 짜내어 천 리 밖의 전쟁을 승리로 이끄는 일에는 장량(張良)이나 진평(陳平)에 미치지 못하며, 군사를 엄히 다스려 적군을 무찌르는 점에서는 한신(韓信)이나 영포(英布)에 미치지 못했지만, 그들을 병용함으로서 천하통일(天下統一)의 대업을 완성시켰다.

　그러므로 헐떡거리면서 달려가기보다는 말을 타는 쪽이 훨씬 낫다. 새를 쫓아 달려가는 것보다는 매나 사냥개의 기술(技術)을 빌리는 편이 훨씬 나은 것이다.

　대체로 강궁(強弓)은 줄을 당기기가 힘들지만, 단단한 물건도 뚫을 수 있으며, 멀리까지 화살을 날려 보낼 수 있다. 커다란 배는 노를 젓기는 힘들지만, 무거운 짐을 싣고도 바다를 건너갈 수 있다. 맹장(猛將)은 다루기는 힘들지만 적군의 칼끝을 꺾어버리며, 영토를 확장시킬 수 있다. 어질고 재주있는 선비는 부리기가 힘들지만, 나라를 다스리고 풍속(風俗)을 미화할 수가 있다.

옛날 노(魯)의 애공(哀公)은 범용한 군주다. 반대로 공자(孔子)는 성인(聖人)이었다. 그러니 공자는 신하로서의 예절을 다했다.

제(齊)의 경공(景公)은 둔재(鈍才)였다. 그에 대하여 안영(晏嬰)은 어진 인물이었다. 그러나 안영은 신하로서의 성의를 다했다.

신하가 된 사람은 반드시 군주와 지혜의 많고 적음을 다투지 않으며, 기량(器量)의 우열을 비교하여 "요(堯) 임금이나 순(舜) 임금처럼 성천자(聖天子)가 아니라면 나라에 쓰여지는 것이 싫다"는 따위의 말을 함부로 해도 좋은 것인가!

아무리 군주가 총명하지 못하다 해도 그 나라에 살고 있는 한 자기의 군주이다. 아무리 어리석은 백성이라 해도 다스리고 있는 한 자기 백성이다. 우리 군주를 요 임금, 순 임금처럼 성스러운 임금으로 훌륭히 모시지 못한 것을 부끄러워한다—이것도 달인(達人)의 심사이리라.

■ 譯註

주1. ~ 나라는 태평했다.
《孔子家語》六本.
주2. ~ 되는 집을 지었다.
《韓非子》難二.
주3. ~ 재난이 일어났다.
《說苑》尊賢.

권 13
(欽士)
흠사

　흠사(欽士)란 어진 선비를 구하라는 말이다. 군주가 나라를 다스림에 있어서 가장 이상적인 방법이 있다면, 어질고 재주있는 선비를 널리 구하여 보좌하도록 하는 것이다.
　대저 아무리 재능이 많고 학식이 많은 선비라 하더라도 역시 인간이기 때문에 그 사상이나 능력은 한계가 있다고 보아야 할 것이다. 그러한 점에서는 군주라 하더라도 결코 예외일 수 없다. 더욱이 깊은 궁궐 안에서 여인들의 치마폭에 자란 왕족이야!
　어린 군주가 세상의 복잡다단한 실정을 이해하기란 결코 쉬운 일은 아니다. 천만다행으로 학문이 있어서 옛 성현의 가르침을 받을 수 있다고는 하지만, 물이 흘러가듯 변모해 가는 세상일과 인심을 파악하기란 난사라 하지 않을 수 없을 것이다.
　비록 영매하고 천재적인 두뇌를 가진 사람이라 해도 그 마음가짐에 따라서는 바보 같은 경우가 있는 것은 오히려 흔한 일이다. 억조창생을 다스려야 되는 막중한 자리의 군주일진대, 어찌 중지를 모우지 않을 수 있겠는가!

그러므로 현명한 군주는 선비를 존경하고 공순한 태도로 맞이한다. 어진 선비야말로 흥국의 요소가 아니겠는가. 그러나 선비를 맞이하는 것은 시소(時所)가 필요하다. 쇠북이라 해도 절조있게 마주쳐야 한다(鐘聲有節). 그러므로 흠(欽)이란 말은 공경하고(敬), 공순하며(恭), 멀리서 선비의 뜻을 헤아리고(恩望意欽), 적당한 시기에 칙명을 내려 모시도록 한다(皇勅欽善)는 뜻이 된다.

본 편은 이러한 의미에서 어진 선비를 구하여 나라의 중흥을 불러일으킨 군주의 예를 실어 귀감으로 삼게 한 것이다.

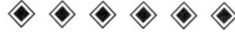

포박자는 말했다.

유여(由余)¹⁾가 융(戎)나라에 있다는 것만으로도 진(秦)나라 목공(穆公)은 골치를 앓았고, 초(楚)가 성득신(成得臣)을 죽게 했다는 소식을 듣고서야 비로소 진(晋)의 문공(文公)은 가슴을 쓰다듬으며 마음을 놓았다.²⁾ 악의(樂毅)가 출분했기 때문에 연(燕)나라는 붕괴하고 말았으며, 대부종(大夫鐘)이나 범려가 있었기 때문에 월(越)나라가 패권을 잡을 수 있었다. 나라를 망하게 하고 가문을 멸망하게 하는 것은 선비를 잃은 경우다. 단지 나라에 선비가 있으면 막중하며, 선비가 없으면 가볍게 생각한다는 말로 그치는 것이 아니다.

　유하혜(柳下惠)는 묘소에 누워 있으면서도 적의 대군을 물러나게 했다.³⁾ 그렇거든 하물며 유하혜가 조정에 관리로 앉아 있다면 그 위세는 말할 것도 없을 것이다. 은퇴하여 야인이 된 단간목(段干木)이지만 국경을 넘어 오는 적군을 격퇴시켰다.⁴⁾ 가령 단간목을 대신으로 다시 임명시켰더라면 더욱 강성했을 것은 말할 나위가 없을 것이다.

　질도(郅都)는 나무 인형만으로 살벌한 야만족을 떨게 했고,⁵⁾ 제갈공명(諸葛孔明)은 죽어 시체가 된 뒤에도 대국의 칼날을 물리게 했다.⁶⁾ 질도나 공명과 같은 선비가 있어 적을 막는다면 나라 영토에 적이 침범하는 일은 결코 없을 것이다. 여기에 군대를 통솔하게 한다면 군주가 욕된 일을 겪는 일은 결코 없을 것이다.

　그리하여 현명한 군주는 누추하고 궁색한 마을에 하사품을 내리며 불우한 선비를 발탁한다. 강가로 마차를 보내며 (태공망 등은 물가에서 은거했다), 궁의 문을 사방으로 열어 선비가 찾아들기를 고대한다. 황금이나 보석도 아까워하지 않고, 천릿길이라도 멀다 하지 않으며, 허리를 굽히고 몸을 낮추어 말한다. 어진 사람을 초빙하는 것을 첫째 의무로 생각하고, 훌륭한 선비를 맞이하는 일을 귀중한 일로 여긴다. 어진 선비를 천거하는 사람에게 큰 상을 내리고, 현인을 감추는 것은 관직을 훔치는 도적같이 본다.

　그런 까닭에 주공(周公) 같은 이는 하사품을 들고 모옥(茅屋)을 찾아나서고, 진(秦)나라 소공(昭公)⁷⁾은 장생(張生)에게 충언을 구했다.

추연(鄒衍)이 연(燕)나라 국경에 오르면 연군(燕君)은 손수 비를 들어 길을 쓸었으며,[8] 조(趙)의 혜문왕(惠文王)은 장주(莊周)가 식사를 하지 않는 동안은 부동의 자세로 반듯이 서서 예를 취했다.[9] 진(晉)나라 평공(平公)이 해당(亥唐)을 맞이했을 때 다리가 저려 왔지만 자리를 바꾸지 않았다. 제(齊)의 환공(桓公)이 직신(稷臣)을 방문했을 때,[10] 몇 번이나 사절했지만 막무가내로 왕복했다. 초(楚)의 문왕(文王)은 보신(葆臣)의 태(苔)를 맞았고,[11] 조간자(趙簡子)[12]는 공여(公廬)의 간함을 듣고 전쟁을 그만두었다.[13]

이상은 어느 것이나 교만한 생각을 떨쳐버리고 높은 신분이면서도 몸을 굽히는 겸양의 군주였지만, 한 걸음 더 나아가 어진 선비의 눈과 귀를 빌려서 스스로 견문을 넓힐 수가 있었던 것이다.

이들 군주가 용과 같이 승천하고 범처럼 천하를 활보한 것은 오히려 당연하다 할 것이다.

■ 譯註

주1. 유여.

유여(由余)는 융나라의 현인. 목공은 계략을 써서 유여를 신하로 삼고 융을 멸했다(《韓非者》說林).

주2. ~ 마음을 놓았다.

성득신은 초(楚)의 명신. 성복(城濮)에서의 패전으로 문책을 받고 자살했다. 그러자 초와 대립해 있던 진의 문공은 크게 기뻐했다(《左傳》僖公二十八年).

주3. ~ 물러나게 했다.

유하혜는 제(齊)의 현인. 진(秦)이 제를 공격할 때 그 묘를 황폐하게 하는 자는 사형에 처한다고 전군에 명령했다(《戰國策》齊).

주4. ~ 격퇴시켰다.

단간목은 위(魏)의 현인. 진(秦)은 그 때문에 침입할 생각을 그만두었다(《呂氏春秋》期賢).

주5. ~ 떨게 했고

질도는 한(漢)의 지방 관리. 안문(雁門) 태수로서 흉노에게 겁을 주었다(《漢書》酷吏傳).

주6. ~ 물리게 했다.

촉(蜀)의 명장 제갈공명은 오장원(五丈原)에서 전사했지만, 죽음을 비밀로 하고 진격했다. 위(魏)의 사마중달(司馬仲達)은 도망했다(《三國志》諸葛亮傳注).

주7. 진의 소공.

원문은「秦邵」인데, 구사본에 의해서 고쳤다. 簡注에 의하면 장생(張生)은 범저(范雎)를 말하며, 범저는 처음 위(魏) 나라에 벼슬했으나 욕을 당하고 개명, 진(秦)에 중용되어서 장생(張生)이라 했다.

주8. ~ 길을 쓸었으며

《史記》孟筍列傳.

주9. ～ 예를 취했다.

《莊子》說劍.

주10. ～ 방문했을 때

원문은 「齊任之造稷丘」. 簡注에 의하면 노문초본(盧文弨本)에 齊侯로 되어 있는 것이 옳으며, 직구(稷丘)는 직신(稷臣)의 오자. 제의 환공이 소신직이라고 하는 처사를 세 번이나 방문한 것(《韓非子》難一에 보인다).

주11. ～ 맞았고

문왕이 정무에 태만한 데 대하여 수문장인 보신은 자기의 직책이라 하여 태를 왕의 등에 대었다(《呂氏春秋》織諫).

주12. 조간자.

원문은 「口簡」. 簡注에 따라서 조간(趙簡)이라 함.

주13. ～ 전쟁을 그만두었다.

《說苑》正諫.

권 14
(用刑)
용형

　용형(用刑)은 형벌을 사용하는 방법을 말한다.
　포박자는 나라에는 반드시 형벌이 존재해야 한다고 주장하고 있다. 오늘날의 사회에서도 형벌은 형법(刑法)에 있어서 가장 중추적인 개념이다. 형법은 범죄와 형벌이 균형을 이루는 것을 이상으로 한다. 이러한 점에서 본다면 비록 옛 시대의 학자가 주장한 것이라 해도 오늘날의 학자와 다를 것이 없다. 다만 고도의 문명을 자처하는 금세기에도 인류사회에 범죄가 근절될 수 있느냐 하는 것은 아직도 미해결의 문제로 남아 있어 오히려 멀리 생각 밖으로 밀려난 느낌이 든다.
　그러나 사회가 존재하는 한 법은 있어야 되고, 법이 법으로서의 역할을 하려고 하면 형법이 엄격히 지켜지지 않으면 안 된다. 또한 법의 존재는 그 효과에 있으며, 그 효과는 시행방법에 좌우된다고 해야 할 것이다.
　갈홍(葛洪)은 국가의 흥망성쇠를 엄격한 형벌의 사용방법에 달려 있다고 했다. 물론 그 내용이 인간의 생활에 적합해야 하고, 그 내용은 역시 우주의 법칙이란 도(道)의 원리에 있다고 생각했을 것이다.

그러면서도 도의 비현실화를 말하며, 인간의 처세로 눈을 돌린 것은 진리의 혼동이 두려웠으리라 본다. 풀 한 포기 나무 한 그루가 자라는 데도 나름대로의 이치가 있고, 그 많은 사물의 이치를 차별상이 없는 한 통의 원리 속에 담을 수도 있을 것이다.

그러나 인간의 설명에는 한계가 있었을 것이다. 하물며 세상사람이 도를 깨치는 데는 어렵고, 그 실상도 희귀하다 보면 현실의 생활 이치가 급한 것이라 생각한 것 같다. 때문에 갈홍은 신불해(申不害)나 한비자(韓非子) 같은 법가들의 생각에 동조하여 인덕보다는 좋은 것이 아니나, 싫어도 형벌은 존재할 수밖에 없다는 생각에 동조한 것이다. 말하자면 형벌은 다른 선을 보존하기 위해서 어쩔 수 없는 필요악인 것이다.

그러므로 범죄에 상당한 것이어야 함은 상이 그 공에 알맞는 것과 같은 것이라 했다. 이것은 어떻게 형벌을 사용해야 되는가를 분명히 말해주고 있는 것이다.

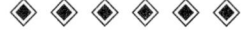

포박자가 말했다.
어떤 사람이라도 인덕(仁德)을 존귀한 것으로 여기지 않는 사람은 없다. 그러나 인덕만으로 태평한 세월을 가지고

올 수 있었던 예는 없다. 어떤 사람이라도 형벌을 천시하지 않는 사람은 없다. 그렇다고 하여 형벌을 폐지하고 백성을 다스릴 수 있었던 예는 없다.
　어떤 사람이 말하기를,
　"지금은 총명한 군주가 세상을 다스려서, 마치 바람이 부는 대로 풀잎이 기우러지듯 백성이 순종한다. 도덕은 널리 퍼지고 풍속은 아름답게 고쳐졌다. 어찌 형벌 따위가 필요한가?"
하는 것이다. 이에 나는 다음과 같이 논한다.
　무릇 도덕에 의한 교화라는 것은 수놓은[1] 제복(祭服)과 같은 것이다. 형벌은 칼날을 막아내는 갑주(甲胄)와 같다. 만일 도덕과 교화로서 교활한 난폭자를 다스리려고 한다면 마치 수로써 날카로운 칼끝을 막으려는 것과 같으며, 형벌을 태평한 시대에 시행하려고 한다면 그것은 마치 갑옷을 입고 영묘(靈廟) 위에 올라가는 것과 같다.
　그러므로 인덕은 사물을 기르기 위한 그릇이고, 형벌은 악을 응징하는 도구이다. 자기는 상대방을 이롭게 하려고 생각하고 있지만 상대방은 그러한 자기를 해치려고 한다. 이러한 사람에게 인덕을 베풀어 본들 회개하지 않는다. 어쩔 수 없이 형벌을 가하지 않으면 막을 수 없다. 이로써 형벌이 인덕의 보좌라는 것을 알 수 있다.
　예를 든다면, 자연의 도(道)에 마음을 쏟고, 숨을 내쉬고 들이마시면서, 눈을 조용히 감고 지난 일을 돌이켜보고, 곰처럼 목을 늘이고 새처럼 몸을 펴보는 것 등은 일종의 장생술(長生術)이지만, 행하기가 어렵고 그 효과가 더디다.

실행하여도 완성할 수 있는 사람은 많지 않아서, 만 명에 하나 정도이다.

중병에 걸려 고통이 심하고 목숨이 위험하면 침을 맞거나 독성이 강한 약을 사용하여야 한다. 만약 의화(醫和)나 편작(扁鵲) 등의 처방을 따르지 않고 적송(赤松) 또는 왕교(王喬)의 도를 따른다면 대개는 죽고 만다.

어진 정치라는 것은 아름답지 않은 것은 결코 아니지만, 서민은 교활하여 이익을 쫓으나 도의는 잊어버린다. 만약 위엄으로써 다잡으며 형벌로써 바로잡지 않고, 먼 옛날의 복희(伏羲)나 신농(神農)의 시대나 부러워하고 있다면 백성은 혼란해져 걷잡을 수 없게 된다. 그 경우의 화는 깊고 크다. 살(殺)에 의해서 살을 그치게 하는 것은 결코 즐거운 일은 아니나, 어쩔 수 없다.

역(易)의 팔괘(八卦)가 만들어진 것은 사물의 도리를 탐구하고 사람이 살아가는 방법을 알기 위해서이다. 서합(噬嗑)의 괘는 벌을 분명히 하고 감옥을 사용하는 것을 밝힌 것인데, 감괘(坎卦)에는

"달아매는 데는 포승으로써 한다."

라는 귀절이 있다. 그러므로 형벌은 먼 옛날부터 사용되었다.

황제(黃帝) 시대에 이르러서는 성덕이 가장 높았다. 그럼에도 불구하고 스스로 정벌하여 백 번까지 싸웠다. 탁록(琢鹿)에서는 시체가 즐비하게 깔렸고, 판천(阪泉)의 들판은 피바다를 이루었다. 그래도 세상으로부터 반역을 없애고 무기를 치워버릴 수는 없었다. 그리고 모든 백성이 선

량하여 아무도 죄를 범하지 않는 상태에는 아직 이르지 못했다.

　그렇다고 하여 황제의 시대가 잘 다스려지지 않았다는 것은 결코 아니다. 요순(堯舜)과 같은 성덕의 시대에도 천도(天道)를 본따서 형벌은 사용되었다. 악한을 사형에 처하거나 유배하여 비로소 천하가 복종하였다.

　한(漢)나라의 문제(文帝)는 무위(無爲)로 다스리고자 하는 주의(主義)이며, 주(周)나라의 성왕(成王)이나 강왕(康王)과 같은 명군에 버금하는 인물이었지만, 그래도 4백 건의 사형을 구형했으며, 육형(肉刑)²⁾으로 대신한 매질에 목숨을 잃은 자가 많았다.

　무릇 명공(名工)은 먹줄을 떼어 놓지 않는다. 그럼으로써 굽은 재목은 없어진다. 명군(明君)은 형벌을 폐지하지 않는다. 그럼으로써 정도(政道)의 혼란은 없어진다.

　생각하건대 천지의 도(道)라고 해도 인덕만으로는 행해질 수 없다. 봄이 만물을 생육시키는 화기(和氣)를 열면, 가을은 초목을 말라죽이는 위력을 휘두른다. 봄바람이 불어 오면 시든 가지도 잎을 달며, 하얀 이슬이 맺히면 무성하던 꽃들도 시들어 떨어진다.

　이렇게 함으로써 만물은 번영하고, 한 해의 성과가 나타난다. 만약 따듯하기만 하고 추위가 없다면 기어다니는 벌레들은 겨울잠을 잘 기회가 없을 것이며, 뿌리가 있는 초목은 겨울에도 꽃을 피우게 될 것이다.

　관대할 뿐이고 위엄이 없다면 범죄는 다투어 일어날 것이며, 마침내 왕위는 지탱할 수 없게 된다. 그러므로 상(賞)

을 분명히 하여 바른 사람을 지켜주고, 벌을 엄하게 하여 악을 막는다. 권선징악(勸善懲惡)의 도구로서 상벌보다 더한 것은 없다. 백성을 살펴서 학교를 지어주며, 관대함과 엄격함이 짝을 이루고 나약한 것 같아도 버릇없이 굴지 않도록 하며, 강직하기는 하여도 은혜와 애정을 해치는 일이 없도록 한다.

오형(五刑)[3]에 해당되는 죄는 삼천을 넘는다(《효경》). 이것은 먹줄이 굽혀지지 않기 때문이다. 법관이 사형을 집행하는 날에는 군주는 호화로운 식사를 결코 하지 않는다(《좌전》莊公 20년). 그래도 감히 집행하는 것은 법을 폐지할 수가 없기 때문이다. 먹줄이 굽혀지면 비뚜러진 마음을 가진 자가 고개를 들며, 법이 폐지되면 혼란은 더욱더 심해진다.

망한 나라에도 법령이 없었던 것은 아니었다. 법령이 번거로워서 시행되지 못했을 뿐이다. 패배한 군대에도 금령(禁令)이 없었던 것이 아니다. 금령을 제정했으면서 그 위반자를 제거하지 못했을 뿐이다. 때문에 갖가지 악행이 저질러져 아랫사람이 윗사람을 깔보게까지 되었다.

대체로 상이라고 하는 것은 공을 세운 실적에 걸맞는 것이 중요하며, 반드시 후한 것이 아니라도 좋다. 벌은 진정한 범죄인에게 내린다는 것이 중요한 것이며, 꼭 가혹한 것이어야 할 필요는 없다. 집안에서 매나 몽둥이가 사용되지 않으면 하인들이 게을러진다. 나라 안에서 징벌이 행해지지 않으면 서민들은 조심성을 잃는다.

애정은 조심성에 의해서 지속된다. 그러므로 예의를 제

정하여 조심성을 높인다. 덕은 위엄에 의해서만 영속될 수 있다. 그러므로 형벌을 만들어 다잡는 것이다. 명공(名工)은 필규(筆規-콤파스)나 곡척(曲尺)을 버리지 않기 때문에 어긋나지 않는다. 명군은 법도를 망각하지 않았기 때문에 교묘한 간계(姦計)가 일어나지 않는다.

요(堯)와 순(舜)은 하늘처럼 넓고 어진 마음을 가졌지만 네 명의 대죄인을 용서하지 않았고, 주공은 형제 간의 정은 깊었으나 사촌인 관숙(管叔)과 채숙(蔡叔)을 용서할 수가 없었다. 공자(孔子)가 소정묘(少精卯)를 죽이고, 한(漢)나라의 무제(武帝)가 자기 조카(생질)를 죽인 것도[4] 눈물을 머금고 법을 지킨 것이며, 대의를 위해서 어쩔 수 없는 일이었다.

대저 한 사람을 벌함으로써 만인의 마음을 바로 고치고, 소수자를 제거함으로서 최대 다수의 이익을 얻는다. 그것이 법의 효과인 것이다.

예를 들면 머리를 벗으면 머리카락 몇 개가 빠진다 해도 머리칼 전체를 위한 것과 같다. 그러나 법이 이익으로 하는 대상의 넓이는 머리칼이나 털에 비할 바가 아니다. 또 종기가 난 부분을 자르면 고통스럽지만 몸 전체를 구하기 위해서는 부득이하다.

법의 작용도 이와 같다. 그러나 법이 구제하려고 하는 대상은 훨씬 크다. 그러므로 침이나 뜸질은 고통스러운 것이지만 멈출 수 없는 것은 병을 치료하기 위한 것이다. 형법은 추한 것이지만, 폐지할 수 없는 것은 패해를 구제하기 위한 것이다.

육군(六軍――一軍은 2천 5백 명)은 숲과 같은 것이지만, 모든 병사가 용감하다고 할 수는 없다. 늘어선 창 사이로 뚫고 들어가거나 불 속으로 뛰어들어가는 일을 꺼리는 것은 인지상정이다. 싱글벙글 웃으면서 "아무쪼록 잘 싸워 주십시오."하고 권한다면 목숨을 바칠 사람은 아무도 없다. 그러나 "물러서면 목을 베겠다"고 위협하면 모두 분발하여 돌격할 것이다. 즉, 웃는 얼굴보다는 꾸짖는 편이 효과적이다. 비위를 맞추는 것보다는 형벌로서 위협하는 것이 질서있게 다스려진다.

　그러므로 동안자(董安子)는 험한 골짜기에 발을 들여 놓는 자가 없음을 보고 나라의 법을 엄격하게 하였다.[5] 상앙[6]은 길바닥에 재를 버리는 것을 미워하여 그 죄를 중하게 하였다. 무릇 사람이 두려워하는 것을 가지고 버릇없이 구는 사람을 금하게 하는 것, 즉 죄를 무겁게 하여 경솔하게 범하지 못하도록 하는 것이 백성의 생명을 지키는 길이다.

　의술에 밝은 사람은 병이 발생하기 전에 미리 예방한다. 난동을 다스리는 비결에 능한 위정자는 화가 생기기 전에 방지한다.

　이와 반대로 가벼운 형벌로서 무거운 죄를 금하고, 미지근한 법률로서 큰 이익을 지키려고 한다면, 법률의 조문을 아무리 번잡하게 한다 해도, 아니 번잡하면 할수록 죄를 범하는 자는 점점 늘어나기만 할 것이다. 이것은 마치 길 한복판에 함정을 파놓은 것과 같다. 어진 사람이 할 것이 못 된다.

뛰어난 위정자는 먼저 자신을 바르게 한 후 남을 다스리고, 친한 사람부터 먼저 다스린 후에 친하지 않은 사람을 다스린다. 법은 어기면서까지 남에게 은혜를 주고자 하지 않으며, 죄 있는 사람은 결코 용서하지 않는다. 석작(石碏)이 대의(大義)를 위하여 혈연의 정을 끊었다. 즉, 모반에 가담한 자기 아들(石㤘)을 죽였다.[7] 또 진(晉)나라 문공(文公)이 훈련시간에 늦은 충신 전힐(顚頡)의 목을 눈물을 머금고 벤 것은 그 좋은 예라 할 것이다.

 그러므로 인덕이라는 것은 정치에 있어서의 분과 연지와 같은 것이며, 형벌은 세계를 움직이는 고삐와 채찍이다. 분과 연지는 몸을 위하여 절박한 필요는 없지만, 고삐와 채찍은 잠시도 없어서는 안 된다. 공손히 자숙하는 마음이 잠시라도 나태하면 방심을 하며, 위엄을 잠시라도 늦추면 사악한 마음이 생겨나며, 군주가 성내야 할 때 성내지 않으면 마침내 큰 도둑이 발생하고 만다.

 적은 물이라 해도 오랜 세월이 지나면 황하의 제방을 무너뜨리며, 높은 산도 그 시초는 몇 척의 흙이 쌓인 것이다. 천 장의 높이를 가진 심목(尋木)[8]도 그 처음에는 털끝 정도의 싹이었다. 부싯돌을 그어 일으킨 불은 한 잔의 물로도 꺼지고, 따오기의 알도 까기 전에는 쉽게 깨뜨릴 수 있다. 그 불이 회오리바람을 타고 넓은 들판을 태우고, 알에서 나온 새가 아침 안개 속을 헤치며 날개를 치면, 아무리 지혜있고 용기가 있는 자라도 이를 어찌할 수 없다.

 그러므로 명군은 다가올 곤란을 미리 쉬운 때 알아 처리하고, 악한 일은 그 상태가 미소할 때 미리 제거한다. 스스로 착하다고 과장하여 난을 조장하거나 도끼자루를 쥔 채 주저하지는 않는다.

그러할진대 형벌이라는 것은 나라의 신기(神器)로서 군주 자신이 보유하여야 하는 것이며, 남에게 빌려 주어서는 안 된다. '긴 칼을 꺼꾸로 쥐고 타인에게 칼자루를 쥐게 해서는 안 된다.'⁹⁾고 하며 '거대한 물고기라도 깊은 물을 떠나서는 무력해진다'¹⁰⁾고 말하는 것은, 그 비유가 된다. 형벌이야말로 나라의 성쇠 안위(盛衰安危)의 원천이다.

전상(田常)이 제(齊)나라를 빼앗고, 여섯 명의 경(卿)들이 진(晋)의 땅을 나누어 가지며, 조고(趙高)가 진(秦)의 이세황제(二世皇帝)를 죽이고, 왕망(王莽)이 한(漢)의 천하를 빼앗은 것도 모두가 악의 싹을 잘라버리지 않고 방치했기 때문이다. 대사는 은밀히, 조금씩 진행되고 있었던 것이다. 어떤 사람은 바닷가에서 슬퍼하고,¹¹⁾ 어떤 사람은 망이궁(望夷宮)에서 후회하는¹²⁾ 등 종묘(宗廟)에 화를 미치고 후세 사람들에게 경고가 된 사람들은 모두 과거의 헛된 명성을 그리워하고 현실의 재난을 잊었기 때문에 그렇게 된 것이다.

어떤 사람이 말했다.

형벌이 생긴 것은 아마 말세가 된 후부터일 것입니다. 성인이 세운 인간의 길에는 인(仁)과 의(義)가 있습니다. 군주 자신이 깨끗하고 조용하다면 백성들도 자연히 바르게 되고, 군주 자신이 욕심이 없다면 백성들도 역시 순박하게 될 것입니다.
 「큰 나라를 위해서는 작은 물고기를 삶는 것처럼 하라」 (노자)고 훈계한 것은 일을 번잡하게 하지 말라는 것입니다.
 관대한 마음으로 남을 사랑하면 민중의 마음을 사로잡을 수 있습니다. 기쁘게 하면서 사람들을 부리면 사람들은 따라옵니다. 그러므로 맹자도 인(仁)을 지니고 있으면 편안히 살 수 있다고 말했고, 양자운(揚子雲)은 신불해(申不害)나 한비자(韓非子)를 소를 죽이는 백정이라 불렀습니다.[13]
 무릇 채찍을 휘두르고 말고삐를 심하게 죄는 것은 조보(造父)[14]가 말을 다루던 방법이 아닙니다. 형벌을 준엄하게 하는 것은 삼황 오제의 나라 다스리는 법이 아닙니다. 그러할진대, 순(舜) 임금은 손으로 지시하거나 입으로 말하지 않고 얌전히 남쪽을 향해 앉아 있기만 해도 나라 안은 다스려졌습니다. 복자천(宓子賤)은 풍속을 다스리는 정치를 했는데, 자신은 거문고 줄을 퉁기며 시를 읊을 뿐, 자리에서 내려가려고도 않았지만, 그래도 작은 물고기를 잡지 말라는 그의 명령을 어긴 사람은 없었습니다.[15]
 만약에 은혜를 두텁게 내리고, 세금을 가볍게 줄이고, 빈민을 구제하며, 불우한 재사들을 발탁하고, 현인을 등용하며, 유능한 사람을 임명하고, 농업을 장려하고, 소비를 절약하며, 배반한 사람이라 해도 예를 갖추어 불러들이고, 멀리 있는 자는 덕으로써 따르게 하고, 학교를 세워 품성을 도야(陶冶)할 수 있다면, 백성은 질풍에 기울어지는 풀잎처럼 반드시 군주를 따를 것이며, 맑은 내에 씻겨지는 티끌처럼 마음을 닦아 태도를 고칠 것이며, 조정에 겸허한 제후들이 있고, 감옥에는 무성한 잡초가 나고, 채찍은 사용되지 않고 벽에 걸려 있을 것입니다. 반드시 상이나 벌만이 나라를 다스리는 수단이 된다고 할 수는 없었습니다.
 포박자가 답했다.
 《역(易)》에는,
「벌을 분명히 하고, 법을 바로잡는다.」
고 하며, 또 《서경(書經)》에는,
「동정으로 옥을 부순다.」
라고 되어 있다.
 조정에서 작위를 주고 시장에서 사형에 처하는 일은 어제 오늘의 일이 아니다. 말세에서 비롯된 것은 아니다. 인덕이 많으면 법은 성립하지 않으며, 위엄이 적으면 아랫사람이 윗사람을 범한다. 대저 법이 성립되지 않으면 백성들의 생활이 혼란해질 뿐만 아니라, 아랫사람이 윗사람을 범하는 모반(謀叛)이 싹트기 마련이다.
 태고의 순진한 풍조는 하(夏), 은(殷), 주(周)의 3대에 걸쳐 이미 문란해졌고, 소박한 풍속 또한 진(秦), 한(漢)대에 사라져버리고 말았다. 도의는 옛부터 쇠퇴하였고, 풍속은 지금에 와서 더욱 경박하게 되었다.
 그리고 결승(結繩)[16]으로써 간사한 자를 다스리며, 말없이 교활한 자를 감화시키려고 하는 것은 고삐와 채찍을 버리고 말을 험한 길로 몰거나, 키나 노를 버리고 거센 파도 위에 배를 띄우거나, 예의바른 발걸음으로 달아나는 도적을 쫓으며, 서로 양보하면서 불을 끄는 것과 같다.
 또한 조조(晁錯)의 목을 침으로서 오초 칠국(吳楚七國)의

난¹⁷⁾을 진압하고, 방패와 도끼를 가지고 춤을 춤으로써 적미(赤眉)라는 도적을 평정하려고 한 것과 같은 것이다.¹⁸⁾ 도저히 불가능한 일이다.

  대체로 삼황(三皇)은 걸어가고, 오제(五帝)는 달렸다.¹⁹⁾ 삼왕(三王)과 오패(五覇) 이후는 말을 타고 질주했다.²⁰⁾ 그 폐해가 점점 심해져서 관리는 속이기가 일쑤이고, 백성은 교활해지며, 도둑은 공공연히 거리를 활보한다. 머리칼을 잘라버리거나, 목에 칼을 씌우는 형벌로서는 죄인을 응징할 수 없게 되었다. 일족을 몰살시키는 형벌로도 왕위를 노리는 무뢰한들은 도저히 근절시킬 수가 없다. 몇 사람의 눈으로 널리 내다보고, 몇 사람의 귀로 멀리 소문을 들으면서, 등불을 높이 밝히고 밀린 사무를 처리하며, 가슴을 초조해 하면서 악을 근절하려고 하지만, 그러나 여전히 시장이나 조정에는 울부짖는 소리가 들려오며, 시골에는 호소해 본들 들어주지 않는 억울한 죄가 있다. 때로는 천자의 눈 아래에서 호시탐탐 권력을 휘두르는 신하가 나오며, 조정 안에서 국가를 해치려는 악당들이 역적 모의를 할 때도 있을 것이다.

  만약 옛 태호씨(太昊氏—신화적 고대 제왕)의 방법으로 경박한 풍속을 다스리고, 들끓는 세상의 어지러움을 태평성세의 노래로 구제하려 한다면, 제도(制度)의 성질을 모르는 것이다. 제도란 것은 시대의 변화에 따라서 변화하는 것이다.

  그것은 말하자면, 배 위에서 검을 떨어뜨린 사람이 뱃전에 눈금을 새겨놓고 나중에 그 눈금 밑을 찾는 것과 같은 것이며, 또한 겨우 다섯 걸음 밖에 있는 물건을 쏘면서 하늘에 미칠 듯이 높이 쏘아 올리는 것과도 같다.

또 코뿔소나 물소의 가죽으로 된 갑옷을 입고, 깊이를 알 수 없는 못을 건너고, 방한용 외투를 입고 한여름의 더위를 막겠다는 것과 같다. 또 발꿈치로 실의 매듭을 풀고, 턱으로 등을 긁으려는 것과도 같다. 이 얼마나 얼빠진 것인가!

해야만 될 일이 있다. 먼저 명령을 내리고 그것을 듣지 않는 자를 벌주는 것이다. 그러나 범인에게 고백하도록 했다 해서 연민의 정도 없이 자만해서는 안 될 것이다(논어). 백씨(伯氏)가 재판의 결과 자기가 가지고 있던 땅을 내주고도 불평 한마디 아니했고, 우(虞)와 예(芮)의 백성들이 전답의 경계를 놓고 다투다가 주 문왕에게 찾아가던 중 주나라 사람들이 서로 양보하는 모습을 보고 부끄럽게 여기어 소송할 생각을 버렸다(사기·본기).

만약 난폭한 자가 은밀히 악행을 하고 있으면 법을 발동하여 이를 다스려야 하며, 나라의 군주는 청탁(淸濁)을 함께 마셔야 한다는 속담[21]에 거리낌없이 끌려 무성한 잡초를 베지 않거나 덤불은 쓸데없는 것도 감추고 있다.[22] 호언장담을 믿고 가까이 다가온 위급한 일을 잊어버린다는 것은 갈증에 목이 타는 사람이 만 리 밖에 있는 푸른 바다를 바라보거나, 홍수가 닥쳐 오고야 장주(長州―오나라 숲)의 나무로 배를 만들려고 하는 것과 다를 것이 없다. 이러한 행위는 과보처럼 죽음을 면치 못할 것이며(과보는 태양과 경주하다 목이 말라 죽었다), 홍수에 빠져 죽을 수밖에 없을 것이다.

　세상 사람들은 한비자(韓非子)나 신불해(申不害)의 현실주의를 경박한 것으로 보고, 노자나 장자의 호탕한 말만을 좋아한다. 그러나 현실의 정치는 형벌을 시행하지 않고도 다스려질 수 있는 이상적인 상태는 결코 아니었다. 사람을 죽인 자에게 사형을 내리지 않고, 남을 해친 자에게 그의 죄를 용서해 주었다 해도, 그것은 마치 흙으로 만든 떡이나 기와로 만든 고기가 배를 채울 수 없는 것이나 다를 바 없다.

　도가(道家)의 학설은 고상한 것은 틀림없으나 실제로 사용하면 폐해가 많은 경우가 많다.[23] 그 이치를 종잡을 수가 없어서 실지로는 사용하기 어렵다. 예컨대 명검(名劍)으로 바느질을 할 수는 없으며, 큰 코끼리에게 쥐를 잡게 할 수도 없으며, 황금의 배로 거친 파도를 헤쳐 나갈 수도 없고, 옥으로 만든 말로 천 리를 달리게 할 수는 없는 것과 같다.

　만약에 도가의 설을 실행한다면 죄인의 목에 씌우는 칼을 불사르고, 감옥을 부수며, 관리를 그만두게 하고, 법전을 없애며, 무기를 부수고 성과 호(壕)를 평지로 만들며, 창고 속에 있는 물건들을 흩뿌리고, 부절(符節)을 깨뜨리며, 관문과 다리를 철거하고, 되(升)를 부수며, 이주(離朱=눈이 밝은 사람)의 눈을 아교로 발라 뜨지 못하게 하고, 사광(師曠=유명한 악사)의 귀를 막으며, 들떠 있어 어떤 것에도 속박받는 일이 없이 자연의 생활로 돌아가지 않으면 안 된다.

　거기에 아무런 교육도 없으며, 또 할일도 없다. 물고기가 큰 연못 속에서 서로 의식하지 않는 것처럼 여기서는 남의 일에 상관하지 않는다. 조정은 고요하여 사람이 없는 것 같으며, 백성들의 마을은 서로 죽을 때까지 왕래하지 않는다. 도가의 이러한 이상은 입으로 논할 수 있어도 실행하기란 여간 어려운 것이 아니다.

　세간의 유가들은 주(周)나라가 인덕으로 인하여 발흥했고, 진(秦)나라가 지나치게 엄한 형벌 때문에 멸망했다는 말만 듣고, 주나라가 천하를 얻은 것이 인덕뿐만 아니라는 것과 진나라가 천하를 잃은 것이 엄한 형벌만 그 원인이 아니라는 것을 모르고 있다.

　옛날 주(周)나라도 육형(肉刑)을 시행하여, 다리를 베거나 코를 벤 일이 있었다. 무왕(武王)이 주(紂)를 칠 때 맹진(盟津=河南省)에서 내린 명령에는 '늦게 오는 자는 목을 벤다'고 하였고, '상과 벌은 빠짐없이 주겠다'고 선언하고, '잘 싸우지 않는 자는 사형에 처한다'는 포고를 내렸다(《서경》秦誓, 牧誓).

　무왕의 행위가 모두 인덕에 의한 것이라고는 생각할 수 없다. 주의 말기가 되자, 차츰 법은 무시하게 되고, 문식(文蝕)을 좋아하는 경향이 되었다. 군주는 잔혹하였고, 명령은 집 밖에까지 시행되지 않았다. 예악(禮樂)을 정하고, 악인을 징벌하는 일도 이미 자기 손으로는 감당할 수 없게 되었다. 신하는 세력을 다투고, 역으로 범이나 이리가 되어 나라의 근본을 자르고, 왕관을 산산조각으로 만들어 한수(漢水) 속에 가라앉히거나[24] 체(廌)에 떠내려 보냈다.[25] 이와 같이 왕이 권력을 빼앗긴 것도 엄한 형벌이 결여되었기 때문이다.

　진(秦)나라가 처음 발흥했을 무렵에는 유능한 선비들을 받아들여, 조정에 취임시켰다. 상앙(商鞅)[26]이나 유여(由余) 등은 나라 안에 좋은 제도를 만들었고, 백기(白起)나 왕전(王剪) 등은 다른 나라를 쳐서 복종시켰다. 약한 나라들을 합병하고, 군주가 다스리는 나라들을 공략하여 위광을 크게 떨쳤으며, 패자로서의 지위는 견고히 하여 사방의 나라들을 굴복시키고, 할거하는 군웅들과 오랑캐들을 물리치어 그 영토를 확장했다. 그야말로 용이 승천하며 범이 눈을 부라리는 형상이었다. 이러한 것들은 모두가 신상필벌(信賞必罰)에 의한 제업(帝業)의 기초를 이루어 놓았기 때문이다.

　세월이 흘러 진의 말기에 이르자, 성공한 후에 마음이 교만하고 사치가 극에 달하여 백성들을 혹독하게 다루었다. 만리장성과 천여 개의 별궁을 짓고, 각 궁전에는 악기와 무희들이 줄을 지어 늘어서 있다. 여산(驪山)[27]을 건설함에는 나라 세금의 태반을 소비했다고 한다. 마을의 왼쪽 절반을 부역에 종사시키게 하고, 유생들은 땅 속에 생매장하는 잔혹한 짓을 했다. 북방으로는 험윤(獫狁─종족명)을 치고, 남방으로는 백월(百越─광동, 광서 일대의 제부족)을 치기 위하여 백만의 병사를 광야로 내보내어 거의 수십 년에 이르렀다.

　그 때문에 천하는 생이별의 울음 소리로 가득했고, 집집마다 독수공방(獨守空房)을 탄식하는 한숨 소리가 들려왔다. 백골은 산더미를 이루었고, 제사를 받지 못하는 영혼들이

들을 메웠다. 서복(徐福)은 불로불사약을 구하려 간다는 핑계로 다행히 배를 타고 달아났지만, 남아 있는 백성의 고통은 점점 더할 뿐이었다. 조고(趙高)[28]라는 자는 일국의 재상이라는 신분이면서도 조정 안에 악인의 당파를 결성했다. 천하의 백성들은 모반이 있을 것을 생각하여 집 열 채 가운데 아홉 채의 가족들이 도망하였다.

진(秦)나라가 망한 것은 엄한 형벌이 이유라고 할 수는 없다. 오히려 진나라는 엄한 형벌 때문에 성공한 것이며, 엄한 형벌 때문에 실패한 것은 아닌 것이다.

형벌이란 것은 마치 칼과도 같은 것이다. 손재주가 있는 사람은 그것으로 모든 물건을 만들어낼 수 있지만, 손재주가 없는 사람은 칼 때문에 손을 벤다. 나라를 다스림에 도덕이 있으면서도 그 보조로서 형벌을 사용하는 이유는, 그것이 악한 일을 일으키지 않도록 하고 나쁜 사람을 개심시킬 수 있기 때문이다. 만약에 나라의 기강이 끊어지고 법령이 어지러워지면 그야말로 구제받을 수 없게 된다. 형벌을 사용하는 방법이 적당하지 못하면 나라가 기울어지는 것도 가속화된다. 마치 물이나 불이 사람을 살리기도 하지만, 동시에 죽이기도 하는 것과 같은 이치이다. 형벌은 그 사용이 잘 되느냐 못 되느냐에 나라의 흥망이 달려 있다 할 것이다.

무릇 종기가 없어지지 않는 사람이 편작(扁鵲)의 기술을 가하지 않고는 노담(老聃)이나 팽조(彭祖)와 같은 장수를 바라는 것은 심히 어려운 일이다. 악인의 횡포가 심한데 징벌의 제도를 엄격히 하지 않으면 나라의 운이 오래 계속

될 리가 없다. 우정국(于定國)이나 장탕(張湯)[29]과 같은 사람을 선정하여 법의 심판을 맡기고, 조광한(趙廣漢)이나 진만년(陳萬年)[30]과 같은 사람을 뽑아서 악인을 적발하는 일을 맡겨야 한다.

위로는 명군(明君)이 배려하고, 아래로는 충신이 충성을 다한다. 악인을 보면 매가 참새를 잡듯이 하고, 반란의 조짐이 보이면 낫이 잡초를 베듯 한다. 상은 함부로 아무에게나 주지 말며, 주벌(誅罰)은 죄인을 빠뜨리지 않는다.

이와 같이 한다면 태평세월로 가는 궤도(軌道)에 오를 수 있으며, 윗사람의 명령을 거역하는 자도 없는 이상적인 상태도 바랄 수 있을 것이다. 형벌을 폐지함으로써 태평세월을 가져올 것이라 하지만, 나는 그렇게 생각하지는 않는다.

어떤 사람이 말했다.

그렇게 본다면 형벌은 결국 교화를 조장하고 선행을 장려하며 악행을 방지하는 수단이라 할 수 있군요. 그런데 옛날의 육형(肉刑) 등을 다시 실시해도 좋은 것입니까?

포박자가 대답했다.

어찌하여 할 수 없다 하겠는가? 옛날 주나라는 육형을 사용했지만, 주 왕조는 칠백 년 동안이나 계속되었다. 한(漢)나라는 육형을 폐지했지만, 주나라보다는 단명이었다(양한 사백 년).

한조(漢朝)가 육형을 폐지하는 대신에 태형(笞刑)을 사용하게 되었지만(전 167년. 문제가 개혁) 그것으로 사망하는 자는 더욱 증가되었다. 명목상으로 보면 형을 경감한 것처럼 보이지만, 사실상으로는 더 많은 사람을 죽이는 결과가 되었다.

어떤 죄를 범했다 해도 사형(死刑)에까지 처할 수 없다고 한다면 그 경우 사형보다 못한 도형(徒刑), 유형(流刑), 편(鞭), 장(杖)밖에는 없다. 만약 대사형(大赦令)이라도 내리게 된다고 하면 전혀 상처를 받지 않고 풀려 나오게 된다. 설령 머리칼을 깎는 형벌을 받았다고 해도 머리칼은 얼마 안 있으면 다시 날 것이다. 곤장을 좀 맞았다 해도 상처는 아문다.

이렇게 해서는 사형에 버금하는 대죄를 징벌함에 너무도 무력하다. 이제 육형을 제거한다면 사형 밑에는 이미 중간의 형벌은 없어지는 것으로, 사형 다음 가는 죄에 대하여는 도형, 유형, 편, 장밖에는 가할 수가 없게 된다. 이것으로는 죄의 경중에 알맞는 벌을 줄 수가 없다.[31]

그리고 사형은 그렇게 흔한 것이 아니다. 이것을 사형으로까지 높인다면 후회도 심각한 것이 되겠지만, 곤장을 맞는 것만으로는 별반 후회하는 일이 없다. 그러므로 같은 죄를 범하는 자가 많아지기 마련이다. 지금 육형을 사용하지 않는다면 사형 다음 가는 죄는 언제까지나 퇴치할 수 없게 될 것이다.

만약 지금 모반(謀叛), 대역(大逆)의 죄, 군주와 부모에 대한 죄, 전시에 적 앞에서 군법을 범한 죄 및 자기 손으로 남을 죽인 죄 이외는 육형으로 사형을 대신한다고 한다면, 흉악한 사람들에게 본보기가 되고 말 것이다. 그리고 형을 받은 자라 하여도 앉아서 일할 수가 있으며, 생계도 유지할 수 있다. 그리고 아이를 생산할 능력은 단절되지 않으나 본인의 몸은 평생 불구자가 되므로, 사람들은 그러한 그를 보고 마음을 떨게 된다. 아직 범죄를 일으키지 않은 자까지도 경고함으로써 장래 범죄 예방의 효과를 가져올 수 있다. 이것이야말로 사형보다 나은 것이다.

사형은 참으로 무거운 형벌이다. 그러나 사형이 행해진 후 사흘만 되면 땅 속에 묻히어 일반인의 눈에 띄지 않는다. 그러나 형벌의 위력적인 면에서 본다는 육형보다 못하다고 할 수 있다.

옛날 위(魏)나라 시대(220-264)에는 육형(肉刑)에 대한 논의가 자주 있었다. 사물의 이치에 정통한 여러 석학(碩學)들은 그 부활의 타당성을 역설했지만, 의견이 다른 사람들의 반박이 심하여 언제나 결론에 이르지 못한 채 무산되었다.

위나라 무제(武帝)도 육형에 대해서는 매우 긍정적인 의견을 가지고 있었지만, 다만 오(吳)나라와 촉(蜀)나라가 아직 굴복하지 않았을 뿐만 아니라 사리를 모르는 먼 곳 백성들이 '중국에는 사람의 다리를 자르고 코를 베기도 한다'는 소문만 듣고 '너무 잔인하다'고 생각할 우려가 있으므로 잠시 보류하고, 천하가 평정되기만을 기다리고 있었던 것이다. 이러한 방면에 통달한 사람인 양웅(楊雄)도 육형은 부활되어야 한다는 의견을 갖고 있었다. 다만 폐지된 지가 오래 되었기 때문에 대신들이 이를 급선무라고 생각하지 않았던 것이다.

■ 譯註

주1. ~ 수놓은

원전은 보불(黼黻). 보와 불은 모두가 옛날 예복을 말한다. 보(黼)는 반흑 반백의 무색 도끼 모양을 그려 놓은 것이고, 불(黻)은 반청 반흑의 활 모양의 수를 새겨놓은 의상.

주2. 육형.

육형(肉刑)은 육체에 손상을 주는 형벌(《漢書》刑法志).

주3. 오형.

오형은 가장 심한 형벌이다. 몸에 문신을 새기는 것, 코를 베는 것, 다리를 베는 것, 궁형, 사형 등이다.

주4. ~ 조카를 죽인 것도

《漢書》車方朔傳.

주5. ~ 엄격하게 하였다.

《韓非子》内儲說上.

주6. 상앙.

이름은 앙(鞅), 성은 공손(公孫). 위(衛)의 서공자이다. 어렸을 때부터 법에 능통하였다.

주7. ~ 죽였다.

《좌전》은공 4년.

주8. 尋木.

《산해경》해외북경(海外北經)에 나오는 나무 이름.

주9. 긴 칼을 ~ 해서는 안 된다.

《漢書》梅福傳.

주10. 거대한 ~ 무력해진다.

《老子》.

주11. ~ 슬퍼하고

田氏는 제(齊)의 강공(康公)을 바닷가로 쫓아버렸다.

주12. ~ 후회하는

진(秦)의 이세황제(二世皇帝)는 망이궁에서 조고(趙高)에게 살해되었다.

주13. ~ 백정이라 불렀습니다.

《法言》問道.

주14. 조보.

옛날 말을 잘 다루던 사람. 능란한 어부의 대명사.

주15. ~ 없었습니다.

《呂氏春秋》具備.

주16. 결승.

태고 지나에서는 문자가 없는 시대에 줄로 매듭을 묶어 정령(政令)의 부호로 삼았다. 이것을 결승지정(結繩之政) 또는 결승이라 한다. 이것이 전하여 태고의 간단한 정사(政事)를 말함(造書契以代結繩.《十八史略》).

주17. 오초 칠국의 난.

조조(晁錯)는 한(漢)나라 경제 때의 재상으로, 중앙집권제를 실시하기 위하여 제후들의 영토를 줄이고 중앙의 권력을 강화하려 했으나, 그것이 도리어 오초 칠국의 난을 일으켜 결국 사형에 처하고 말았다.

주18. ~ 같은 것이다.

유묘(有苗)가 반란을 일으켰을 때, 순(舜)은 방패와 도끼로 춤을 추며 유묘를 항복시켰다. 적미는 후한 말의 도적.

주19. 오제는 달렸다.

원문은 「五常」인데, 이는 잘못이다.

주20. 말을 타고 질주했다.

원문은 「載馳載驚」. 시대가 내려감에 따라서 정치를 하기가 더 힘들게 됨을 비유한 말(《孝經鉤命決》).

주21. ～ 마셔야 한다는 속담.

원문은 「誘於舍垢」. 직역하면, 군주가 될 사람은 때를 포함한다는 말에 끌린다는 것. 이것은 정치를 하는 사람은 여러 유형의 인물을 포용할 수 있어야 한다는 깊은 뜻이 있다(《左傳》宣公).

주22. ～ 감추고 있다.

큰 숲은 나무뿐만이 아니고 시시한 덤불도 가지고 있다는 말. 주9와 마찬가지로 일국의 군주는 각종의 인물을 신하로 포용하고 있다는 말.

주23. ～ 경우가 많다.

도가의 학자인 갈홍(葛洪)이 노장(老莊)을 비판한 것 같다. 큰 모순이 아닌가 생각하기 쉽다. 그러나 비판은 같은 학파내에서 얼마든지 이루어질 수 있다는 것은 발전적인 현상으로 볼 수 있다. 다만 여기서는 원문의 「道家之言高則高矣用之則弊」에서도 느낄 수 있듯이, 도가의 학설은 우주의 천리를 중심으로 하는 학이기 때문에 그 도를 깨닫는 자가 많지 않고, 때문에 자기의 생존만을 생각하는 사람에게 함부로 적용하면 그 폐가 많다는 것이다. 세상 사람이 처신하기에는 도(道)보다는 차선책으로 유학을 숭상하는 것이 좋다는 생각도 그런 의미에서이다. 왜냐하면 유학은 정치도덕이 그 기본이라 할 수 있기 때문이다. 그러나 가장 이상적이고 현실의 유생에게 심오한 자극을 주는 것은 역시 우주적인 차원에서 인간을 살피는 것이니, 숲 밖에서 숲의 모양을 보는 것과 숲속에서 숲의 모양을 가늠해 보는 것은 커다란 차이가 있을 것이다.

주24. ~ 가라앉히거나

주(周)나라 소왕(昭王)은 초(楚)에 가서 익사했다.

주25. ~ 떠내려 보냈다.

주의 여왕(厲王)은 신하에 의해서 체(彘)에 떠내려 갔다.

주26. 상앙.

상앙은 본시 위(魏)의 공족으로, 위앙(魏鞅) 또는 공손앙(公孫鞅)이라 칭했다. 진(秦) 효공(孝公)의 신임을 얻어 재상이 되었고, 유명한 《상앙의 변법》으로 전국 중에서도 비교적 문화가 낮았던 진나라를 일약 강국으로 만들었다. 상앙이라 부르는 것은 진의 효공이 그에게 상(商) 땅을 봉했기 때문에 생긴 이름이다.

주27. 여산.

시황이 생전에 자기 능을 만들었던 산.

주28. 조고.

시황이 죽고 이세황제(二世皇帝) 때는 조고(趙高)와 이사(李斯)의 획책으로 형벌이 엄했지만, 조고는 은근히 악당을 만들어 황제를 암살함.

주29. 우정국, 장탕.

우정국과 장탕은 한(漢)의 유명한 법관.

주30. 조광한, 진만년.

조광한, 진만년은 한대의 어사.

주31. 알맞는 벌을 줄 수가 없다.

　원문은「不得不適也」인데, 교어는 아래의 불(不) 자는 여계라 한다.

권 15
(審擧)
심거

    심거(審擧)라는 것은 과거(科擧)를 신중히 행한다는 말이다.
    과거는 본시 나라의 유능한 인재를 얻기 위한 한 방법이었다. 작은 나라들이 점차 병합하여 천하가 통일되어감에 따라서, 망한 나라들의 차별을 없애고, 어진 선비, 능력있는 선비라면 누구라도 조정에 등극할 수 있는 길을 열기 위한 것이었다.
    그러므로 시험은 능력있는 선비만이 합격할 수 있고, 또 능력있는 선비라면 누구라도 응시할 수 있는 것이어야 한다. 그러나 과거가 인재를 등용하는 훌륭한 제도라고 해도 시험이나 시험자격에 부정이 있다고 한다면 이러한 제도가 제대로 운영될 수는 없는 것이다.
    포박자는 과거는 신중하게 시행되어야 한다고 강조하고 있다. 그리하여 과거를 시행함에는 국가의 엄격한 사찰(査察)이 선행되어야 하며, 털끝만큼의 부정도 있을 수 없도록 제도적인 보완이 동시에 이루어져야 한다고 한다.

한때 과거는 그 운영의 부실로 인하여 많은 사회적 악폐를 조장했던 일이 있었다. 응시자격인 지방관의 천거도 사적인 허위가 늘어났고, 권문세가에 뇌물을 바치지 않고는 급제할 수 없는 혹심한 경우가 많았다. 돈이나 뇌물로 재상의 직에 오른 자도 있었다. 그리하여 뜻있는 선비는 군주를 등지고 은거하고 말았다. 세상이 이렇게 되면 그 근본적인 목적과는 동떨어진 결과만 초래할 뿐이다.

포박자는 과거를 엄격히 시행함으로써 악폐를 몰아낼 수 있고, 학문이 장려되고, 나라의 정치는 바르게 행해진다고 주장한 것이다.

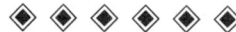

포박자가 말했다.

화산(華山)이나 곽산(霍山) 등이 하늘에 미칠 듯 높이 솟은 것은 산기슭이 두텁게 받쳐주기 때문이다. 요(堯)나 순(舜)이 높은 대공(大功)을 세운 것도 실은 수족과 같은 좋은 신하가 있었기 때문이다. 비록 백락(伯樂)과 같은 능란한 마부가 있다 할지라도 준마의 발이 없다고 하면 천 리를 달릴 수는 없을 것이다. 아무리 하늘과 같은 재능[1]이 있을지라도 능력있는 보좌가 없다면 정치적 업적을 남길 수 없다.

군주가 해와 달과도 같은 총명을 지니고 있어 앞을 내다볼 수 있는 선견지명이 있다 할지라도 복잡한 나라의 정치를 혼자서 행할 수는 없으며, 손수 그 많은 일을 처리하는 것도 불가능하다. 반드시 남의 눈을 빌려 살펴야 되고, 남의 귀를 통해 널리 소식을 들을 수밖에 없다. 즉, 많은 관리(官吏)들의 수족을 통해서만 나라일을 처리할 수 있는 것이다.

그러므로 성왕(聖王)은 어진 사람을 초빙하는 데 마음을 쓰며, 능력있는 사람을 발탁하는 것을 무엇보다도 급한 일로 생각하였다. 그리하여 하사품을 밭 가운데 내리면서 인재를 맞이하기 위하여 돌뿌리와 우거진 풀 사이로도 수레를 보내곤 한다. 인재를 구하는 데 고생이야 되었지만, 그들이 자기의 기량을 한껏 발휘할 수 있게 하면, 위로는 삼공(三公)[2]에서부터 아래로 노예에 이르기까지 각자 나라 다스리는 법을 논하고 그 직분을 감당하지 못할 자가 없으니, 군주는 팔짱을 끼고 있어도 천하는 태평하다. 형벌은 사용될 겨를이 없고 교화가 땅 끝까지 미쳐, 모든 나라가 평화스럽다.

관료를 두어 그 직책을 나누어 맡게 하는 것은 마치 집을 짓는 것과 같다. 기둥 하나라도 무게를 감당하지 못하면 집이 무너지는 것처럼 한 사람의 관료가 직무를 감당하지 못하면 정사를 그르치는 원인이 된다.

이제부터 과거(科擧)를 하려는 선비는 사과(四科)[3]에 합격해야만 한다. 삼공(三公)과 구경(九卿)도 반드시 여기에서 나오게 됨으로 출중한 준재(俊才)를 뽑아야 한다.

그런데 후 한(後漢)의 말기인 환제(桓帝)와 영제(靈帝) 시대에는 왕실의 정권이 간신의 손에 들어가서 제방과 같은 나라의 법망을 빠져 나가는 자가 많아 마침내 무너져버렸다. 풍속은 타락하여졌으며, 교화는 이루어질 수 없었다. 청빈한 인물의 등용을 막고, 아부하는 자만을 기용하고, 도덕적인 사람은 물리치고, 뇌물을 많이 바치는 자만을 등용하였다.

그렇기 때문에 서로 힘을 다투는 일이 관습처럼 되었고, 이익을 위한 것이라면 수치 따위는 아랑곳하지 않게 되었다. 어떤 자는 자기의 이름을 팔기 위하여 재보를 바치며, 또 어떤 자는 돈을 받아 먹고 추천장을 써주기도 하였다. 또 그의 부형(父兄)이 명사라 하여 가문의 이름을 빌려 관직에 임명되는 자가 있는가 하면, 그리고 한편으로는 오랫동안 머리를 숙이고 무릎을 굽힘으로써 겨우 말직으로 채용되는 자도 있었다.

대저 저울눈이 맞지 않으면 물건이 무겁고, 가벼운 것을 가늠할 수가 없다. 되나 말이 바르지 못하면 물품의 분량이 혼란해진다. 먹줄을 퉁기지 않으면 물체가 구부러지고 똑바른 것을 분간할 수가 없다. 수평기(水平器)가 기울면 잡것이 섞이기 마련이다.

이와 같은 사람에게 백성을 다스리게 한다면 포악하고 탐욕스럽기 마련이다. 뇌물을 받아 먹고 무거운 세금을 거두어서 자기가 관직을 사는 비용으로 쓰고 만다.[4] 그런 자가 조정에 서게 되면 엉크러진 실보다도 훨씬 혼란해진다. 곧 별로 쓸모도 없는 무리들을 끌어들여서 도당을 만들 것이 뻔하다.

이러한 상황에서 바람에 기울어지는 풀처럼 백성이 순종

하고 나라의 정치가 잘 베풀어지길 바란다고 하면, 그것은 마치 기와 조각이나 자갈들을 달아매어 놓고, 어두운 밤을 밝혀주기를 바라거나 음조가 고르지 못한 거문고에서 맑은 소리가 나기를 기대하는 것과 다를 바 없다. 어찌하여 혼탁한 것을 맑게 하고, 가라앉으려는 것을 떠오르게 하며, 좋고 나쁜 것을 선별하고, 시험방법을 엄격히 하여 탐욕스러운 사람이 들어오지 못하도록 높은 벽을 쌓지 않는 것인가?

 인선(人選)을 그르치는 것이야말로 망국의 원인[5]이 된다. 어찌 두려워하지 않겠는가!

 옛날에는 제후(諸侯)들이 지방의 인재를 중앙에 천거하였다. 천거한 자가 상당한 인재라면, 그것은 나라에 공이 있다 하여 관록도 증가되고 작위도 높여졌다. 반대로 천거된 자가 적당하지 않으면 추천자에게 과오가 있는 것으로 인정하여 그 작위가 강등되고 영지 또한 삭감된다.

 그렇게 엄격히 행한다 해도 때로는 시인(詩人)이 주나라 대신들의 무능함을 욕하고,[6] 위정자가 밥을 헛되이 먹고 있다고 비난하고 있다.[7] 또 산중에는 세상의 인정을 받지 못하고 땔나무나 하고 사냥을 일삼아 생활하는 현인이 없었던 것이 아니라고 한다.[8] 더구나 적당하지 않은 인물을 천거한다 하여 책임을 묻는 일도 없고, 천거받은 사람이 맡겨진 임무를 감당하지 못할 것은 걱정도 하지 않는다. 저울눈이 한번 틀리면 분량을 바르게 하려 해도, 자신도 모르게 더 많은 분량을 달아버리고 말 것이다.

 무릇 고립된 수재(秀才)는 자기의 기량을 감추고 있으면서 자신을 알아줄 사람을 기다리고, 경박한 소인배들은 뒷문을 통하여 권문세가(權門勢家)에 청을 넣어 빨리 출세하려고 한다. 진정으로 자기를 알아줄 사람만을 기다리는 사람은 궁색한 생활 속에서 고생하고, 빨리 출세하려고 뇌물을 바치는 자는 그 진급도 빠르게 된다.

대체로 올빼미 같은 못된 새가 날고 있으면 원앙이나 봉황 등은 그 모습을 감추고 나뭇가지 위에 웅크리며, 승냥이나 이리가 길을 막으면 기린은 멀리 달아나 숨어버린다. 이와 마찬가지로 착한 사람을 천거하여 교화하게 하면 어질지 못한 사람은 접근하지 못하고 달아나지만, 거짓으로 벼슬에 오른 간사한 무리들이 영달을 누리면 영걸(英傑)은 물러나 몸을 감춘다. 기개가 높은 사람은 쓰레기 같은 천한 무리들[9]과 어울리는 것을 부끄럽게 생각하고, 청렴한 사람들은 탐욕스러운 자들[10]과 함께 있는 것을 꺼려하기 때문이다.

과거(科擧)나 임명(任命) 등이 모두 잘못되면 사람은 입을 다물고 만다.[11] 어진 사람이 입을 다물면 사악한 무리들은 서로 잡아 끌고, 사악한 무리들이 서로 끌면 소인배들이 판을 치는 세상이 되고 만다. 소인배들이 판을 치는 세상이 되면 쓸데없는 악인들만[12] 어깨를 나란히 하게 된다. 그러므로 태평의 찬가는 들을래야 들리지 않고, 백성들의 요란한 원성(怨聲)만이 터져 나온다.

뛰어난 인물은 능력에 자신을 갖고 있으며, 극기심 또한 강하기 때문에 출처진퇴는 천명에 맡기고, 행·불행은 그 결과에 따른다. 이러한 태도를 가지고는 무리가 많은 상대에게 쫓김을 당하며, 세력있는 패거리의 발끝에 채여 굴러 떨어지고 말 것이 아니겠는가?

뛰어난 선비는 예의에 어긋난 행동을 결코 행하지 않으며, 언제나 태산처럼 태연하고 심연처럼 고요하다. 그러므로 그를 아는 사람은 거의 없다. 악착같이 출세만 서두르는 자들은 이를 덮어 두고 오히려 그 아름다운 점을 비방한다.

그러므로 어진 이를 생각하고 있는 군주라 할지라도 영재가 살고 있는 곳을 알 길이 없고, 도덕을 중히 여기는 선비는 그 뜻을 펼쳐 보고자 해도 좀처럼 기회가 오지 않는다. 후직(后稷)이나 설(契)[13]과 같은 세상에 보기 드문 기량을 지니고 있으면서도 결국 영락하여 죽을 때까지 등용되지 않았다.

한편 패거리가 많고 세력이 있는 자는 물고기의 비늘처럼 떼지어 모여든다. 인물이 부족하여 관직에 빈 자리가 많다 보면 추천자가 걸출하다 하니, 채용하지 않을 수도 없었을 것이다.

후한의 영제(靈帝) 시대에는 환관(宦官)이 정치를 맡아 다스렸다. 때문에 간신들이 실권을 장악하고 충신들을 위협하였다. 위로는 내각이 인재의 등용을 그르치고, 아래로는 지방 관리가 엉터리 추천을 자행하였다. 무릇 내각이 인물을 등용함에 잘못이 있으면 주(州)와 군(郡)의 장관은 쓸모없는 사람만 모여들기 마련이고, 지방에서 엉터리 추천을 하면 수재(秀才)와 효렴(孝廉)[14]의 제도가 있다 할지라도 인재를 얻을 수는 없다.

그러므로 당시의 속담에,

수재에 추거되어
글을 모르네.
효렴에 뽑혀
아버지와 별거한다.[15]
한소청백(寒素清白)[16]은 진흙 같고,
고제(高第)의 양장(良將)[17] 비겁하기 닭과 같구나.

하거나 또는,

옛 사람 영달을 원하며 힘써 경을 읽다.
지금 세상에서 관(官)을 꾀함은
생활을 위하여 일을 모면할 뿐이다.

라고 한다. 아마도 무척이나 미웠던 것이리라.
　당시의 조정은 작위를 공공연히 팔았다. 그야말로 시장이나 진배 없었다. 출세에 급급해 하는 자들이 이것을 샀다. 그야말로 장사꾼 같았다. 그러므로 돈이 있는 자는 아무런 재능도 없는 주제에 벼슬자리는 점점 올라간다. 빈손인 선비는 멀리서 문만 바라보다가 맥없이 발길을 돌리고 만다. 돈을 많이 내고 산 자는 그 관직도 높다. 돈을 적게 낸 자는 그 관직도 낮을 수밖에 없다. 그리하여 영제의 동원(東園)에 관직을 판 돈이 산더미처럼 쌓였고, 대신인 최열(崔烈)은 몸에서 구리 냄새가 난다는 비웃음을 사기도

했다.[18]

 상부에서 하는 일은 하부에서 반드시 이를 본뜨고, 군주가 좋아하는 것이라면 신하도 이를 과장하여 본뜨기 마련이다.[19] 중정(中正)[20]과 이부(吏部)[21]는 모두가 중매인의 우두머리가 되어 높은 값으로 팔아 넘긴다. 청빈한 선비로서는 도저히 바랄 수 없는 일이다.

 당시의 사회가 이러했다. 그리고 바르게 살려는 사람과 사악한 무리들의 관계는 마치 얼음과 숯처럼 어울릴 수 없었다. 사악한 무리들은 옳바르게 살려는 사람이 자기들의 도당이 아니기 때문에 미워하며, 붓 끝으로 백로를 까마귀로 우겨대는 사람[22]은 자기를 남이 비난할 것을 두려워하고, 정도(正道)에 의하지 않고 영달한 사람은 세상의 평판이 좋지 않은 것을 걱정한다. 그러므로 무리를 지어서 없는 사실을 날조하여 청빈한 선비를 중상하는 것이다. 그런 못된 일을 거듭하며 횡포를 부린다 해도 누구 하나 구할 사람이 없다.

 그리하여 증자(曾子)나 민자건(閔子騫)[23]과 같은 인물도 상신(商人)[24] 같은 악인으로부터 비난을 받았고, 공자나 묵자(墨子)와 같은 위대한 인물도 도척[25]과 같은 도둑에게 트집을 잡히기도 했다. 마음을 바르게 하고 절조를 지키는 사람은 진흙 속에 묻혀버리고, 교활하고 거짓으로 출세한 사람은 무지개 끝까지 떠오를 지경이다.

 그리고 보통 사람의 엷은 지식으로는 바른 사람과 사악한 사람을 분간하지 못한다. 도덕을 지키는 사람을 보고 변변치 못하다고 핀잔을 주고, 출세의 지름길을 달리는 자를 융통성이 있다고 칭찬한다. 바람 부는 대로 물결치는 대로 떠돌아 다니는 자들이 어찌 덕행을 닦고 학문에 전념할 수가 있겠는가!

그러나 몸을 닦는 노고는 버리지 않을 수 없으며, 뇌물을 사용하는 빠른 길을 쫓지 않을 수 없었다. 이것이야말로 한(漢)나라가 멸망한 진정한 원인이며, 후세에 깊이 경고로 삼아야 할 것이다.

어떤 사람이 말했다.

후한 말의 과거제도에 대한 당신의 의견은 확실히 병폐의 핵심을 찔렀습니다. 그런데 지금 반드시 과거의 실패를 거울삼아 뒷수레가 뒤집히는 일을 피하고, 당세의 거문고의 음조를 고쳐서 건전한 오락의 악화를 방지하고, 망국의 음악이나 비속한 곡조[26]를 편안하고 즐거운 정음(正音)의 음악으로 환원하고, 병폐를 뿌리채 잘라버리고 싶은데, 과연 방법이 있습니까?

선비 중에는 풍채도 당당하여 명망가(名望家)이면서도 마음 속에 품은 것이 없으니, 동량재로서는 부족합니다. 때문에 그 외모만을 보고 채용한다면 반드시 현인(賢人)을 얻을 수는 없습니다. 그렇다고 하여 느릿느릿 시험을 지체한다면 급한 때 아무 소용이 되지 못합니다. 어찌하면 좋겠습니까?

포박자가 답하였다.

사람을 알아본다는 것은 옛 성인에게도 어려운 일이었다.

지금 모든 지방 관리에게 아직 한 번도 채용해 본 일이 없는 인재를 감별하고, 그의 인품을 장래까지 보증할 것을 요구한다는 것은 무리한 짓이다.

다만 모든 사람이 사사로운 정을 버리고, 그 총명함을 다하여 사욕을 위해 움직이지 않고, 청탁 같은 것을 함부로 응하지 않고, 또 추거하려는 자가 있으면 허심탐회하게 관찰하고, 견문을 넓혀서 상세히 조사하며, 명성과 실적이 부합하는가를 살피고, 그 허식(虛飾)에 대비하면 된다.

만약에 친척들이 그의 효제(孝悌)를 칭찬하고, 한 나라 한 향리의 사람들이 그의 신의(信義)에 쏠리는 인물로서 사소한 역할로 시험해 보아도 충성스럽고 청렴하며, 사무적 재간도 겸비하고 있는 것이 판명되면 이제는 안심해도 좋을 것이다. 마치 여인에게 한 치의 비단을 짜게 한다 해도 그 솜씨를 능히 알 수 있고, 병사들에게 쥐를 잡게 해보아도 용기가 있는가 없는가를 금방 알 수 있는 것과 같은 일이다.

그리고 수재나 효렴을 채용할 경우에는 옛 제도와 같이 전원에게 경서(經書)와 논문의 시문(試問)을 내는 것이 좋다. 특히 문제가 누설되어 부정한 답안을 올릴 수 없도록[27] 엄정해야 한다. 시문의 합격점에 도달하지 못할 경우에는 절대로 관리로 임명하지 않고, 그 벌로 앞으로도 임명하지 말아야 한다.

만약 주나 군의 장관의 추천서에 허위가 드러났을 경우에는 추천자는 면직시켜야 한다. 또 추천을 받은 자가 시험에 합격하지 못한 경우에는 추천자는 좌천시켜야 한다.

여러 사람을 추천하여 합격한 자가 많았다 해도, 그 중 단 한 사람이라도 낙방한 경우는 추천자는 이후의 전임(轉任)에서 그 이상 높은 관직에 오를 수가 없다. 만약 뇌물을 받고 부적당한 자를 추천한 일이 발각되어 그 증거가 나타나면, 당사자를 제명하여 평생 동안 임용될 수 없도록 한다. 이것은 은사령(恩赦令)이 내린다 해도 사면될 수 없다. 추천자도 당사자와 같은 죄로 다스려진다.

지금 시험적으로 이와 같은 법을 시행한다고 하면 한두 해 동안은 수재와 효렴을 추천하지 않는 주나 군이 많을 것이다. 그러나 이러한 사실로 미루어 보아 천하의 과거제도가 엉망으로 운영한 것이 얼마나 오래 되었는가를 알고도 남을 것이다. 따라서 한두 해만 지나면 반드시 도덕을 닦고 학문에 정진하는 사람이 많아질 것이다.

그리고 벼슬을 하고 있는 자가 법을 어긴 경우는 법규에 따라 처벌하도록 한다. 뇌물을 받은 죄로 형을 받게 된 자가 사형에 처하지 않은 경우는 그 형기가 끝났거나 혹은 대사형에 의해 방면이 되었다 할지라도 재등용하지 않는다. 그 형이 무거운 자는 종신(終身)이고, 가벼운 자라 해도 20년 동안 관리로 임용될 수 없다. 이렇게 하면 아무리 탐욕스러운 관리라 하더라도 반드시 백이(伯夷), 숙제(叔齊)와 같이 청렴한 사람이 될 것이다.

그러나 반대로 관리의 인사(人事)에 대한 사무를 맡고 있는 자가 뇌물을 받아 산더미처럼 돈을 쌓아두고 있다가 발각된다 해도 용서를 빌어 무사하거나, 설령 면직이 되었다 해도 열흘이 못 되어 복직될 수 있었다고 하면, 증자(曾子)

나 사추(史鰌)²⁸⁾ 같은 사람이라 할지라도 큰 도둑이 되고 말 것이다.

그러할진대, 비록 추천을 받은 자 모두가 합격한 경우라 할지라도 그 관장(官長)이 부정하게 합격시킨 것이라는 말을 들어도 변명할 길이 없다.

어떤 사람이 말했다.

말주변이 좋다 하여 반드시 솜씨가 좋은 사람이라고 할 수는 없습니다. 경서(經書)나 논문 시험에 합격했다 해서 실무에 대한 능력까지 있다고 할 수는 없는 것이 아닙니까?

포박자가 답했다.

옛날에도 사(射)에 의하여 사람을 채용하였다. 더욱이 경학에 의하여 시험한다면 더욱 좋은 일이다. 만약에 이를 중지한다고 하면 그것보다 더 좋은 방법은 찾을 수 없을 것이다.

무릇 풍요한 풀은 메마른 땅에서 나오지 않고, 큰 물고기는 작은 웅덩이에서 살지 못한다. 뛰어난 말은 범인의 입에서는 나올 수 없고, 위대한 문장은 어리석은 자의 붓 끝에서는 생기지 않는다.

그러므로 홍범(洪範)²⁹⁾을 펼쳐 보면 기자(箕子)가 세상을 다스릴 수 있는 기량을 가지고 있었음을 알 수 있고, 구술(九術)³⁰⁾을 보면 범려(范蠡)가 가슴 속에 나라를 다스리는 계책을 품고 있었다는 것을 알 수 있다. 관중(管仲)의 책 (管子)을 보면 그에게 어지러운 세상을 평정하는 재간이 있었다는 것이 분명하다. 또 신불해(申不害)의 문장(《申子》)을 읽어 보면 패자(霸者)의 길에 소상하였다는 것을 알 수 있다.

지금 효렴에는 반드시 경서에 관한 시험을 부과하고, 수재에는 반드시 논문시험을 부과하여 각각 합격할 것을 요구하면, 상부의 눈을 현혹시킬 수는 없다. 우수한 성적으로 무관을 뽑는 시험에는 담력과 무술을 주로 하지만, 그 밖에도 논문과 시문을 첨가시킨다. 문관의 시험이라면 더욱 그렇다.

이러한 제도로써 밀고 나간다면 채용되는 모든 사람이 꼭 현인이라고까지는 할 수 없다 하더라도 전연 시험을 치르지 않는 것보다 훨씬 나은 것임은 확실하다. 지금 만약에 피추천 자격을 가진 젊은이들이 모두 시험과목에 힘쓰게 된다면, 그 한 가지 일만으로도 풍속과 교화에 크게 이바지할 것이다.

만약 천하가 과거제도의 악폐를 두려워하고, 요행수를 구하지 않고, 하찮은 출세에 경쟁하지 않고, 보다 근본적인 학문탐구의 정도로 되돌아간다면 유학은 크게 부흥할 것이며, 뇌물 따위는 차차 사라져 갈 것이다. 따라서 영명한 재사들은 군주를 보필하며, 관직의 결원은 저절로 보충될 것이다.

어떤 사람이 말하였다.
선생은 과거법을 엄하게 하고 싶다고 말씀하지만, 다만

벌로 오랫동안 관직에 오르지 못하게 하는 것은 너무 가혹한 일이며, 사람들은 몹시 두려워할 것입니다. 대체로 고삐를 죄고 채찍질을 자주 하는 것은 유수한 기수(騎手)가 할 바 못됩니다. 엄하게 방지하기 위하여 법을 무겁게 하는 것은 도덕에 의한 정치로는 수치가 됩니다.
 포박자가 말하였다.
 대저 뼈를 튼튼히 하고 살이 찌게 하는 약은 몸을 보양하고 수명을 늘이는 데는 도움이 되지만, 일사병(日射病)에 쓰러질 때나 물에 빠지려는 위급한 사태를 구조하는 데는 아무런 도움도 못된다. 너그럽고 어진 정도(政道)는 인정이 순박한 세상을 다스리는 데 도움이 되지만, 세상이 쇠퇴하여 옛날과 같지 않음을 구제하는 데 아무런 도움이 되지 못한다.
 호랑이와 이리가 다가오는 것을 보고 칼이나 창을 휘두를 생각은 않고 거문고나 퉁기고 시나 읊은데서야 어찌 목숨을 구제할 것인가. 불길이 자기 집으로 번지려는 판국에 물을 뜨러 갈 생각은 하지 않고 얌전만 빼고 있다면 불이 저절로 꺼질 리가 없다. 지금 사태가 급박한데 무능한 계책이나 팔려는 자들과 이것을 논한다는 것은 마치 도척과 함께 도둑을 잡는 계책을 의논하는 것과 같다.

 포박자가 말했다.
 지금은 천하가 통일되어 세계는 풍속을 같이 하고 있다. 제도와 정책도 마땅히 같아야만 한다. 저울과 되는 비록 작은 도구이지만, 물건에 따라 달라서는 안 된다. 하물며 선비를 등용하는 기준이 각각 다르고 아무런 단속이 없을 수 있겠는가!

강남(江南)의 땅은 수도에서 멀리 떨어지고 해안에 가깝다고는 해도 도덕에 감화되고 예악(禮樂)의 가르침을 따른지 이미 천여 년이 지났다. 전에는 중원(中原)과 잠시 소원(疏遠)했던 때도 있었지만, 그것도 백 년이 채 못된다.[21] 그렇다 하더라도 이 지방만이 유학이 폐쇄되야 될 까닭은 없는 것이다. 다만 중원과의 거리가 멀리 떨어져 있기 때문에 유학의 교양으로 등용된 사람이 중원처럼 많지 않았을 뿐이다. 덕행과 재학(才學)이 뛰어난 것으로 말한다면 자유(子游)와 왕충(王充)[32] 등이 있으며, 중원에 결코 뒤지지 않다.

옛날 오(吳)나라가 처음 진(晋)나라에 항복했을 때(280), 오나라로부터 천거한 선비는 억압을 받아서 시험도 볼 수 없게 했다. 이제 천하가 통일된 지도 사십 년이 가깝다. 그렇지만 시험을 볼 수 없긴 매일반이다. 이것이 동남의 유학(儒學)이 옛부터 쇠퇴해진 원인이다. 이것은 전적으로 만족(蠻族)과 같이 취급하는 것이다. 차별하는 데도 방법이 있을 것이다.

그리고 군자(君子)라고 부를 수 있을 정도의 사람은 군주는 아니지만, 예로써 남을 사랑한다. 하물며 백성의 부모와도 같은 정이 깊은 군주에 있어서야 말할 나위가 없다. 법이라 해도 우환을 초래하는 것이 있으며, 령(令)이라 해도 조화를 손상시키는 것이 있다는 말이 있는데, 이러한 법령이 바로 그런 것이다.

　지금 추거되는 선비가 시험을 전연 칠 수 없다고 하면 반드시 겉치레에만 치중하여 그 허명한 다투게 될 것이며, 누가 책을 펴놓고 공부하려 하겠는가！ 무시험(無試驗)이라고 하는 것은 이른바 달콤한 말로 오히려 일을 엉망으로 만들어버린다는 것이다.[33]

　개중에는 천성적으로 고전을 좋아하고 예문(藝文)을 즐겨 하며, 녹(祿)을 생각지 않고 학문을 연구하고 도를 탐구하면서 가난을 잊는 사람도 있다. 예를 들면 법진(法眞)이나 주생렬(周生烈)[34] 같은 사람으로, 학문이 매우 깊었지만 벼슬하여 명리(名利)를 구하려고 하지 않았다. 이러한 사람은 만 명에 하나 있을까 말까 하다. 영월(寧越), 예관(兒寬), 황패(黃覇)[35] 등은 억지로 독서에 힘썼으나, 결코 천성적으로 좋아했던 것은 아니었다. 모두가 유학을 통하여 가난의 고통으로부터 헤어나려고 할 뿐이다. 만약 유학을 좋아한 한(漢)나라 무제(武帝) 때에 태어나지 않았더라면 주매신(朱買臣)[36]이나 엄조(嚴助)[37] 등도 책을 읽었을런지 어떤지 알 수 없다.

　이제 학문보다 편한 출세방법이 있고, 또 천성적인 호학심(好學心)이 있는 것도 아니라면, 누가 구태여 유생으로 청소를 하거나 먼 곳까지 스승을 찾아 방법을 묻는 등 헛되이 고생할 것인가.

　전쟁이 일어난 세상은 무관(武官)을 존중하고, 문관(文官)은 천시한다. 속인들은 유생들을 하인처럼 여기고 경서는 티끌이나 먼지처럼 내려다본다. 이것은 무슨 까닭인가?

업적에 명성이 수반하지 않기 때문이다. 세상에서 사용되지 않는다고 하면 마치 월(越)에서 관(冠)을 팔고(월인은 단발이다), 중원에서 수염이 난 뱀을 팔러다니는 것과 같아 (월인에게는 진미) 아무도 사려고 하지 않는다.

지금 만약 중원이든 오나라이든 가리지 않고 일률적으로 유학의 시험을 치르게 한다고 하면 천 리를 멀다 않고 책상자를 짊어지고 스승을 찾아 나설 것이며, 종래 같으면 뇌물로 바쳐야 될 돈으로 책을 사려는 자가 잇따라 나올 것이다.

포박자가 말했다.

수재(秀才)나 효렴(孝廉)에 적당한 선비는 본시 그렇게 흔한 것이 아니다. 그런데 후한의 환제(桓帝)나 영제(靈帝) 시대의 선거(選擧)와 같이, 만약 먼저 돈을 써서 내각(內閣)에 있는 주사(主事)들의 비위를 맞추어 두지 않으면 모든 경서에 통달하여 시문에 거침없이 답을 한다 해도 실력을 그대로 받아 주지 않기 때문에 결국 합격할 수가 없게 된다.

나는 언제나 당시의 집정(執政)이 이와 같은 악폐에 대하여 엄중한 예방대책을 세워두지 않은 것은 새삼 유감스럽게 생각한다.

나의 의견으로는 내년에 피추천자를 시험할 경우, 벌써 금년부터 뛰어난 유관(儒官)에게 명하여 예상되는 수험자 수에 맞추어 시험문제를 미리 작성 종합하여 상주시킨다.

문제의 초고를 주위에 남겨서는 안 된다. 궁전 안에 그것을 봉인하여 두었다가 시험 당일 날렵하게 배부한다. 이로써 그 정실(情實)을 피할 수 있을 것이다.

시문에 답하는 자는 한 곳에 모우고, 내각의 관리를 엄선하여 시험을 감독하도록 한다. 그리고 수험자가 타인과 정보를 교환하거나 수험장의 출입을 금하며, 시험이 끝날 때까지 밖으로 내보내지 않는다. 이를 위반한 자는 엄벌에 처하고 용서하지 않는다. 이렇게 하면 대리시험을 막을 수도 있다.

무릇 명군(明君)은 자기가 절대로 속지 않을 것을 믿되, 남이 자기를 속이지 않을 것이라고는 믿지 않는다. 그러므로 이와 같이 엄한 제도를 시행하는 것을 부끄럽게 여길 필요는 없는 것이다. 만약에 이러한 경서의 시험방법이 정해지면 구태여 학관 같은 것을 세우지 않아도 사람들이 스스로 학업에 힘쓰게 될 것이다.[38]

사과(四科)의 내용을 살펴보면 '법률에 통달되어 있다'는 추천 조건이 붙어 있다. 현재 관직에 있는 사람들은 관직의 높고 낮음을 불문하고 거의 법률을 모른다. 법률 조문에 이해하기 어려운 미묘한 표현도 더러는 있지만, 이를 다루는 말단 관리는 대개가 무식하다. 그들로 하여금 재판을 맡긴다면 사람을 죽이고 살리는 일을 안심하고 맡길 수가 없다. 백성의 생명을 가볍게 여기고 어리석은 자에게 맡기는 결과가 되기 때문이다.

관장(官長)이 되어 법률을 모르면 하급관리가 속인다 해도 알 수가 없다. 그리고 만사를 자기의 말과 붓 끝으로 판결을 내리고 있는 하급관료들에게도 불만이 많고, 자기의 재판이 법률에 위배되었는지도[39] 모르고 있다. 묻지 않으면 상사에게 보고도 않으며, 때로는 사사로운 의견으로 사건을 재단하고, 그 때문에 실패한다 해도 근심하려고 하지 않는다.

법률도 역시 청렴하고 선량한 관리에게 맡겨야 한다. 율령(律令)에 밝은 자만을 선정하고, 경서의 시험에 준하여 법률학의 시험도 시행한다. 성적이 우수한 자는 재능의 높고 낮음에 따라서 임관시킨다. 이렇게 하면 이 세상에서 법률을 악용하는 관리와 그릇된 판결이 줄어들 것은 틀림없을 것이다.

■ 譯註

주1. 하늘과 같은 재능.
원문은 「稽古之才」인데, 여기서 계고(稽古)는 옛 사실을 돌이켜 생각하고 알아보는 것이다. 즉 학문. 그러므로 모두 학문을 통달한 재사.

주2. 삼공.
원문은 「槐棘」. 괴극은 삼괴구극(三槐九棘)의 준말. 주(周) 시대 조정 안에 세 그루의 괴화나무를 심고 삼공, 사도(司徒),

태위(太尉), 사공(司空)이 나무를 향해서 앉고, 또 좌우에 아홉 그루의 가시나무를 심고, 오른쪽에 고(孤), 경(卿), 대부(大夫), 왼쪽에 공(公), 후(侯), 백(伯), 자(子), 남(男) 들이 앉고, 그 뒤에 다른 관리들이 배열하여 정사를 논하던 제도(周禮, 秋官朝史).

주3. 사과.

효렴(孝廉)에 추천할 경우의 네 과목. 유학(儒學), 문리(文吏), 효제(孝悌), 능종정자(能從政者) 등을 말한다.

주4. 뇌물을 ~ 쓰고 만다.

원문은 「受取聚斂以補買官之費」인데, 여기서 수취(受取)는 뇌물을 받아먹는 것. 또 취렴(聚斂)은 무리하게 세금을 거두어들임을 말한다(정액 이상으로).

주5. 망국의 원인.

원문은 「殄瘁攸階」인데, 여기서 진췌(殄瘁)라 함은 병이 점점 심하여 마침내 죽게 되는 것을 말한다. 그러므로 진췌유계(殄瘁攸階)는 나라가 점점 쇠하여 멸망하는 단계에 있다는 것이다.

주6. ~ 무능함을 욕하고

《시경》 대차(大車).

주7. ~ 비난하고 있다.

《시경》 벌단(伐檀).

주8. ~ 아니라고 한다.

《시경》 벌단, 토저(兎罝).

주9. 천한 무리.

원문은 「闒茸」인데, 이 '탑용'이란 말은 아무것도 하지 못한 재주 없는 자를 말한다. 곧 천한 자를 의미한다.

주10. 탐욕스러운 자.

원문은「饕餮(도철)」은 돈에 욕심이 많은 것과 음식을 탐하는 것. 도(饕)는 전하여 악수(惡獸) 또는 악인을 말함.

주11. 입을 다물고 만다.

원문은「括囊」. 자루의 입을 묶는다는 뜻.

주12. 쓸데없는 악인.

원문은「檮杌」인데, '도올'은 일종의 나쁜 나무, 악한 사람을 말한다. 또 초(楚)나라에서 악(惡)을 기록하여 경계했다는 뜻의, 초나라의 역사를 말하기도 한다.

주13. 후직, 설.

후직(后稷)은 주(周)의 시종. 설(契)은 은(殷)의 시조.

주14. 수재, 효렴.

수재와 효렴의 관리로 등용될 수 있는 자격.

주15. 아버지와 별거한다.

부(父)와 별거하는 것은 최대의 불효였다. 그것이 효렴에 뽑인다.

주16. 한소청백.

가난하면서도 청렴결백하기 때문에 효렴에 선발된다.

주17. 양장.

높은 성적으로 뽑힌 군관.

주18. ～ 사기도 했다.

최열(崔烈)은 전 5백만으로 삼공의 작위를 샀다. 그의 아들에게 삼공으로서의 평판을 묻자 "구리 냄새가 나서 천하는 실망하고 있습니다"고 대답했다(《後漢書》 본전).

주19. ~ 본뜨기 마련이다.

그 사이에 원문은 12자가 있지만, 해독되지 않는다. 생략함.

주20. 중정(中正).

지방 영지의 인물을 감정하는 역할. 위(魏)에서 처음 실시한 제도.

주21. 이부(吏部).

관리의 임면을 관장하는 관청.

주22. ~ 우겨대는 사람.

원문은「刀尺轉到」인데, 여기서 도척(刀尺)은 원래 재봉용의 가위와 자를 말한다. 흔히 사람의 진퇴(進退)와 임면(任免)을 비유할 때 쓴다. 그러므로 옳고 그른 것이 뒤바뀐 경우를 말한다.

주23. 증자, 민자건.

증자와 민자건은 모두 공자의 제자이다.

주24. 상신(商臣).

초(楚)의 왕자. 부(父)를 살해하고 자립했다.

주25. 도척.

옛날의 대도둑.《장자》도척편에 실려 있다.

주26. 망국의 ~ 곡조.

원문은「變令濮上巴人」인데, 濮上(복상)은 濮上音(복상음)으로 음란한 음악, 또는 망국의 음. 巴人(파인)이란 남방 사람이란 뜻에 비속한 자, 촌사람을 말한다.

주27. ~ 올릴 수 없도록

원문은「對罪」. 미리 답을 올릴 준비. 교어는「置罪」의 오자라 함.

　주28. 사추.

　위(魏)나라 대부. 강직하기로 유명하다.

　주29. 홍범.

　《서경》의 1편 기자작.

　주30. 구술.

　월(越)이 오(吳)를 토벌할 때의 아홉 가지 계책.《越絶書》九術篇 참조.

　주31. ～ 채 못된다.

　오(吳)가 위(魏)와 대립했던 시기를 가르킨다.

　주32. 자유, 왕충.

　자유(子游)는 공자의 제자. 왕충(王充)은 후한(後漢)의 학자.

　주33. ～ 것이다.

　원문은「饒之適足以敗之者也」饒之適足(요지적족)은 달콤한 말로 적당히 채우는 것.

　주34. 법진, 주생렬.

　법진(法眞)과 주생렬(周生烈)은 모두 후한(後漢)때 사람.

　주35. 영월, 예관, 황패

　영월은 주(周)나라 위왕(威王)의 스승. 예관과 황패는 모두 전한(前漢)의 능력있는 관리.

　주36. 주매신(朱買臣).

　오(吳)나라 사람. 땔나무를 하면서 공부하여 출세했다.

　주37. 엄조(嚴助).

　오나라 사람. 빈한한 집 자제로, 발탁되었다.

　주38. ～ 될 것이다.

원문은「罪對」인데, 교어에 의해 勸業으로 역했다.
주39. ~ 위배되었는지도
원문은「食法」. 食言의 食으로 의역했다.

권 16
(交際)
교제

 교제(交際)라고 함은 예의를 다하고 예물을 교환하면서 서로 사귀는 것을 말한다(際는 接과 같다). 그리고 이러한 교제가 거듭될 때 친구가 될 수 있는 것이다.
 인간은 사회적 동물이라고 한다. 사회에서 태어나고 사회에서 성장하다가 사회에서 죽게 된다. 그러므로 사회생활을 하지 않을 수 없고, 따라서 다른 사람들과 어울려 살지 않을 수 없는 것이다.
 사회생활이 인간의 숙명적인 것이라고 한다면 사회생활을 할 수 있는 방법을 익히지 않을 수 없다. 친구를 사귀는 것은 그 중에서 가장 중요한 방법이 된다. 맹자(孟子 萬章下)에는 「친구를 사귀는 마음은 공순해야 한다(交際何心也恭也)」고 했다. 친구라는 것은 어울린다고 해서 곧 친구가 되는 것은 아니다. 상대방을 존중해야만 가능한 것이다. 그러므로 지(智)와 명(明)을 갖출 때 친구가 된다.
 노자(老子)는 「남을 아는 것은 지(智)요, 자기를 아는 것은 명(明)이다. 지는 명만 못하다」라고 했다. 친구라는 이름처럼 밝은 말이 드문 것은 다 이 때문이다.

춘추시대의 저명한 고금가(鼓琴家)였던 종자기(種子期)란 사람은 그의 음률(音律)을 평가해 주던 백아(伯牙)가 죽자, 자신의 거문고 줄을 끊어버렸다. 백아절현(伯牙絶絃)이란 말이다.

포박자는 먼저 사람을 선택한 후에 사귀려 했다. 그렇지 않으면 후회하게 된다고 한다. 이러한 포박자의 친구를 사귀는 방법은 은거하는 사람과 세속의 사람들의 차이를 다른 각도에서 함께 포섭하려는 말이라 하겠다. 남과의 교제를 단절하고 자신의 도(道)에만 열중하는 은자는 사실상 친구가 없어야만 할 것이다. 그러나 은인을 자신만의 수양에서 세상에 덕을 미치는 경지에까지 조화 통일하려고 생각하고 있는 것은 확실히 포박자다운 생각이라 할 것이다.

세상에 친구가 없을 수 없다. 그러나 진정한 친구를 사귀기는 어렵다는 것이 포박자의 지론이다. 천지가 교합하지 않으면 통하지 않고, 상하가 교합하지 않으면 마음이 멀어지고, 이렇게 되면 나라도 사회도 존재할 수 없다고 했다. 또 포박자는 불우함이나 영달은 운명이고, 행복과 불행은 천명이라고 하였다.

현세의 눈앞의 이익만을 목적으로 교제하려는 것은 사실상 거역할 수 없는 운명과 천명을 욕되게 할 뿐 진정한 친구를 사귈 수 없다는 것이다.

그러므로 포박자는 친구로 택할 수 있는 사람은 성실하고 박식하며, 자기의 결점을 충고해 주는 사람, 살아 있는 동안 재물 같은 것은 요구하지도 않고, 죽을 때는 뒷일을 부탁하지 않으며, 시종일관 변함이 없는 사람이라야 한다고 말했다.

사람은 인류로 태어나서, 인간으로 살다가, 인생으로 죽는다. 욕심이 없는 마음은 임종(臨終)의 순간이다. 이런 마음이라면 진정한 친구는 어디엔가 있을 것이다.

❖ ❖ ❖ ❖ ❖ ❖

포박자가 말했다.

친구를 사귐에 있어서 불순한 생각이 있어서는 안 된다. '겉만 있고 마음이 없는'[1] 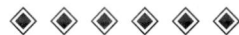그러한 교제는 양웅(楊雄)도 일찍이 비방한 바 있다.[2] 그러므로 관직이나 명성이 모두 높고, 가문(家門)이나 나이가 같은 또래라서 친구가 됨직도 하지만, 성격이 다르고 취미가 같지 않으면 절대로 친구가 될 수 없다.

세상에는 남보다 먼저 출세한 것을 자랑하고 거드름을 피우면서 다른 친구들을 멸시하는 사람도 있다. 또 집안이 영락한 옛 친구를[3] 모른 척하는 사람이 있는가 하면, 가문이 나쁘다 하여 동료를 업신여기거나 쉽게 버리는 자도 있다. 친구를 선택하는 것도 관직의 높고 낮음만을 문제로 삼고, 그 사람의 인격 따위는 아예 무시해버리는 사람도 있다.

지기(知己)를 만나지 못하고 시골 구석에 쳐박혀 있는 사람은 아무리 심원(深遠)한 재주와 학식이 있다 할지라도,

또 아무리 청렴한 기개가 높다 할지라도 그것만으로는 결코 출세할 수가 없다. 그와 반대로 약삭빠르게 굴어서 고관의 마음에 들게 된 자는 그가 낫 놓고 기역자도 모르는 무식하고 보잘 것 없는 인물이라 할지라도 출세하기 마련이다.
 이와 같은 사람(고관들)은 지렁이라 하더라도 구름 위에 태울 수 있고, 굴뚝새라[4] 해도 하늘에 오르게 할 수 있다. 그의 양 손에는 가위와 자(재단사처럼)가 있을 뿐만 아니라 그의 말 한 마디에 화가 내려지기도 하고 복이 될 수도 있다.
 이러한 사람의 마음에 들기만 하면 얼음이라도 밀어내고 꽃을 피게 할 수도 있으나, 만약 비위를 거슬리는 날이면 한 봄이라 할지라도 금방 시들어버리고 만다. 나는 그들 앞에 지나치게 공손(아부)한 몸짓을[5] 하는 사람들을 대신하여, 같은 세상에 함께 살고 있다는 것마저도 부끄러이 여긴다.
 불우(不遇)와 영달(榮達)은 운명이다. 사람의 힘으로 얻어질 수 있는 것이 결코 아니다.[6] 그런데도 불구하고 경박한 인간이나 제 분수도 모르는 자들은 억지로 벼락출세를[7] 하는 행위를 미워하거나, 심지어 그것이 부당한 것이라는 생각은 추호도 않는다. 아직 하늘에 별이 총총한데, 권문세가의 대문 앞에 지켜섰다가 얼굴에 환한 웃음을 팔며 온갖 아첨을 다하고, 술이나 선물들을 들고 갖은 비위를 다 맞춘다. 이렇게 오랫동안 고생을 했지만 혐오를 받고 거절을 당하면, 이번에는 여기저기 선배들의 연줄을 찾아 주선해 줄 것을 부탁한다. 그러다가 가까스로 승락을 받게 되면, 마치 사면령(赦免令)을 받은 죄수[8]처럼 기뻐서 춤을 춘다. 그러나 승락을 받지 못하면 낙담하여, 그 모습은 중병 환자보다도 더하다.

행(幸)과 불우는 천명이다.[9] 인간으로서 할 수 있는 것은 최선의 노력을 할 뿐이다. 불우하게 출세를 못하는 것이나, 다행으로 출세하는 것들이 모두 자연에 맡겨질 뿐이다.[10] 인생의 기로(岐路)[11]를 무엇 때문에 그렇게도 탄식할 것인가! 세상의 소인배들은 어찌 그리 비천하단 말인가! 사람의 정(精)이 같을 수 없다고는 하지만 이다지도 큰 차이가 있는가! 그때마다 분개하고, 본 일들을 대신하여 부끄럽게 여긴다.

옛날 장주(莊周)는 맹제(盟諸)에서 낚시질을 하다가 친구인 혜시(惠施)가 여러 마리의 말들이 끄는 수레를 타고 가는 것을 보고 자기에게는 욕심이 없는 것일까 하고 돌이켜본 다음, 잡았던 물고기를 도로 물에 놓아주었다.[12] 나도 세상의 선비들이 처신하는 것을 느끼고는 있지만, 그러나 무리하게 뛰어오르는 출세는 하고 싶지 않았다. 흙먼지를 날리면서 말을 몰아[13] 세상을 동분서주하는 사람들을 보면, 덕업을 세우기에 힘쓰거나, 자신을 반성하는 것도 아니었다. 다만 고관들에게 아부하여 당파를 만들려는 것뿐이다. 그리고 '사람이 살아가는 이치가 이보다 더 소중한 것은 없다'든가, '당세에 이보다 급한 것은 없다'고 말한다. 태산처럼 우뚝 서 있는 자를 보면 천하에 인색한 벽창호라 하고, 노비처럼 비굴한 얼굴로 눈치나 살피는 모습을 보면 세상사를 터득한 달인이라고 칭찬한다. 이것이 세상의 풍속이 된다면 모두가 남의 흉내를 내야만 할 것이다. 이제 만성이 되어 이미 헤쳐나올 길이 없다. 참으로 개탄할 일이다.
　세상에 베푼 덕은 없으면서 지위만 높고, 기량 이상으로 출세 의욕이 강한 사람이 있다. 그러한 사람은 재물이나 이익에 대한 말만 들어도 벌떡 일어나지만, 재주있는 선비를 만나면 그 자리에서 졸아버린다. 남루한 옷에 지팡이를 짚은 사람이나, 갈옷을 입고 책상자를 등에 맨 사람은 그가 사마상여(司馬相如)나 양웅(楊雄)¹⁴⁾과 같은 뛰어난 문재(文才)나 정현(鄭玄)이나 마융(馬融)¹⁵⁾보다도 학문이 높다 할지라도, 모두 티끌처럼 업신여기고 만나려고도 하지 않는다. 그러나 만약 정정(程鄭)이나 탁왕손(卓王孫), 또는 라부(羅裒)¹⁶⁾ 같은 사람이 살찐 말 등에 타고, 가벼운 비단옷을 입고, 황금을 몸 안에 품거나 보옥을 달고 나타나면, 그들이 비록 글씨 한 자 못 쓰고 콩과 보리를 분별할 총명이 없다 할지라도 신발을 끌면서¹⁷⁾ 먹던 음식을 내뱉고, 감던 머리칼을 움켜쥐고 뛰어나와 맞이한다.
　나에게 한이 있다 하면 내가 적당한 지위에 있지 않고, 역량은 있으나 권력이 없는 탓에¹⁸⁾ 나라를 위하여 이 더러운 무리들을 세상 끝 저 멀리 북쪽 추운 땅으로 쫓아버리지 못하는 것이다.
　그들은 번쩍이는 가위와 자를 갖고 세상 사람을 함부로 재단한다. 그 세력은 산을 옮기고 바다를 움직일 정도이며, 진흙이 묻은 코끼리라도 구름 위로 불어버릴 것만 같다.

그러나 나는 아무리 그렇다 할지라도 그런 사람을 찾아가고 싶은 생각은 털끝만큼도 없다. 하지만 대개의 사람들은 이익을 얻기 위하여 아부하고 환한 웃음을 지으며 기어가기라도 하듯 무릎을 구부리고 이런 사람에게 접근해 보려 한다.

참으로 슬픈 일이다. 인간의 성품이 한결 같지는 않다 해도 이처럼 크게 다를 수 있을까? 나도 그들과 같이 성대(聖代)에 태어났으면서도 언제나 가난하고 비천하기만 하다. 옛날에는 나보다도 훨씬 뒤져 있던 자가 지금은 쫓아갈 수 없을 만큼 앞서고 있다. 생각해 보면 무리도 아니다. 그러나 성격상 내키지 않으니, 각자가 제 좋은 길을 갈 수밖에 없다. 이로써 나는 죽든 살든 내가 살아가는 방법을 바꿀 수는 없다.

어떤 사람이 비난하면서 말했다.

시대가 바뀌면 세상도 달라지고 그 이상(理想)도 달라지기 마련입니다. 덕행은 스스로 쌓는 것이지만 명성(名聲)은 다른 사람이 만들어 주는 것입니다.[19] 황금과 보석이 깊은 못을 건너갈 수 있는 것은 배가 있기 때문입니다. 영험한 새가 하늘 높이 나를 수 있는 것은 회오리바람의 힘이 있기 때문이며, 난초의 향기가 전해지는 것은 산들바람 덕분이며, 불우한 선비가 입신출세(立身出世)할 수 있는 것은 지기(知己)의 도움이 있기 때문인 것입니다.

지금 선생은, 벗을 사귀려 하면 반드시 그 행실이 깨끗

해야 하고, 사람을 친하고자 하면 반드시 그 심성을 가린 다고[20] 했습니다. 만약 그렇다면 결국은 쓸쓸히 머뭇거리며 이름있는 동료들은 잃게 되고, 세상과는 서로 맞서게 되고, 세상 사람들로부터는 원망이나 사게 됩니다. 그래가지고는 화광동진(和光東塵)[21]이란 이상에 어울릴 수는 없을 것입니다.

만약에 친구를 고르기 위해서 일일이 그 지혜를 비교하려 한다면, 주공(周公)과 같이 고귀한 사람이라 할지라도 단 한 명의 처사(處士)도 구할 수 없을 것입니다. 또 만약 함께 사귀는 상대가 재능이 같아야 된다고 한다면, 공자(孔子)라 해도 뛰어난 제자를 한 사람도 갖지 못할 것입니다.

포박자가 말했다.

나는 이렇게 듣고 있다. 신중하게 사귀는 사람은 남의 원망을 듣지 않지만, 닥치는 대로 아무하고나 사귄다면 후회가 많다는 것이다. 그러므로 선철(先哲)들도 먼저 사람을 선택한 후에 남을 사귀려 했다. 먼저 사귀고 나서 선택하지는 않았던 것이다.

그리고 그대의 의견은 세상 사람들이 살아가는 방법을 말한 것이다. 내가 말하는 것은 세상에서 물러간 선비의 뜻을 지키려는 것이다.

그대는 보옥(寶玉)이 물 위에 뜨는 것도, 영험한 새가 하늘 높이 날아오르는 것도, 모두가 배와 바람에 기인한 것이라고 말했다. 그것도 나름대로 일리가 있는 말이긴 하지만, 다만 한 갈래 주장에 불과할 뿐이다.

나는 오히려 배를 타지 않는 보옥, 하늘을 날지 않는 봉황새, 바람에 나부끼지 않는 난초, 동료가 없는 선비가 되고 싶다. 그렇다 해도 어둠을 비치는 보옥의 빛과 구름과도 같은 봉황의 큰 날개, 난초의 향기, 선비의 불후의 미덕에는 조금도 달라질 것이 없을 것이다.

그리고 명성이 그 실질을 넘거나 지위와 계급이 그 재주를 윗도는 경우, 대개는 당사자 자신이 그 치욕을 면하기 어렵다. 설령 그러한 사람들과 교분을 맺었다한들 무슨 명예가 되겠는가!

이렇게 본다면, 그들과의 교분 덕택에 발탁되어 출세를 하게 된다고 할지라도 별로 자랑할 것이 못된다. 그것도 그들의 비호를 받았지만 일이 잘 되지 않았을 경우에는, 마치 썩은 나무 속에 깔린 꿀(사료) 모양이 되고 만다. 당사자 자신도 쓰러지는 것을 막지 못했으니 어찌 밑에 깔려 머리가 부서지는 것인들 구해낼 수 있겠는가!

듣건대 스스로의 마음 속에서 만족하고, 바깥 세상에 마음을 두지 않는 대장부가 범인을 대하게 된다면, 비록 어쩔 수 없이 겉으로 상대하고 그러한 상대가 몇 천 명이 모였다 해도 그것은 마치 옷에 묻은 벼룩이나 이와 같으며, 아니면 몸에 난 사마귀 정도의 것일 뿐이다. 또 몇 만 명의 그러한 사람과 교제를 끊는다 해도, 숭산(嵩山)에 먼지가 날아가거나 등림(鄧林)과 같은 큰 숲에 시든 가지가 떨어지는 것이나 다를 바 없다. 그와 같은 친구가 있다 하여 득이 있으리라는 생각은 없으며, 그렇다고 손실이 되리라고는 생각되지 않는다.

친구로써 택할 수 있는 사람은 성실하고 박식하며, 자기의 결점을 충고해 주는 사람, 살아 있는 동안은 재물 같은 것은 요구하지도 않고, 죽을 때도 결코 뒷일을 부탁하지 않으며, 시종일관하게 변함이 없는, 그런 사람이라야 할 것이다.

그러나 이와 같은 사람을 구하기는 참으로 어렵다. 혹은 표리가 있는 사람도 있고,[22] 혹은 감정에 따라 마음이 변하는 사람도 있다.[23] 경기가 좋을 때면 달라붙고, 나쁠 때는 떨어져 간다.[24] 어떤 자는 이익이 되는 일이라면 신의(信義) 따위도 서슴없이 잊어버린다. 지금 그들은 매우 사이가 좋은 것같이 보이나 마치 새와 물고기가 함께 있는 것 같고, 같은 그릇 속에 얼음과 숯이 함께 담겨 있는 것과 같다. 그러한 상태가 오래도록 지속하려고 할지라도 어찌 가능할 것인가!

대체로 아버지와 아들은 천성적으로 그 좋아하고 싫어함이 같아야 할 것임에도 불구하고 유향(劉向)과 유음(劉歆)[25]은 그 주장한 학설이 상반되어 있다. 윤길보(尹吉甫)와 백기(伯奇)는 추행(醜行)의 유무에 관하여 서로 다투었다.[26] 대저 얼굴이 다르면 마음씨 또한 다르기 마련이다. 이것은 오늘에 시작된 것은 결코 아니다. 그것을 한데 모아 섞어버린다면 그 속에서 친구를 선택하는 일이 얼마나 어려운 일이겠는가!

세상 사람은 교제함에 있어서 그 지조(志操) 같은 것은 문제로 삼지 않는다. 명성과 세력이 있는 사람이라면 누구라도 뒤쫓는다. 경기가 좋을 때면 한사코 매달리다가도 영락하면 차갑게 돌아선다. 상대방의 잘못을 빤히 보면서도 고쳐 주려 하지 않고, 미혹에 빠진 것을 알면서도 그것을 구제할 생각을 않는다. 이익을 보면 독점하여 나누어 주는 일이 없으며, 해로운 일이 있으면 자기만이 달아나려 하고, 서로 도우려고는 하지 않는다. 혹은 좋은 일이면 먼저 취하고 결코 양보하지 않으며, 기회만 있으면 친구를 팔아서라도 자기만 안락한 생활을 도모하려 든다. 이와 같은 친구라면 차라리 없는 편이 나을 것이다.

　천하의 모든 사람이 사귈 만한 가치가 없다는 말은 결코 아니다. 대체로 이로운 친구가 적고, 미혹이 되는 친구만 많다는 것뿐이다. 사람을 알아볼 수 있는 눈을 갖는 일은 성인도 어렵다 하여 그 방법을 애써 생각했다. 범용하여 사물을 보는 재치가 모자란 사람은 널리 친구를 사귀려고 힘쓴다. 또 모든 상대가 세상의 우여곡절을 겪는다 해도 마음만은 변하지 않고 고난을 당할 때면 서로 도와주는, 그러한 친구들만 있기를 바라지만, 그렇게 간단한 일이 못 된다. 개밋둑 위에서 미옥(美玉)을 찾거나 굴뚝새 집에서 봉황을 찾는 것보다도 어려운 일이 될 것이다. 나는 구태여 옥이 많이 나기로 유명한 남전(藍田)의 남쪽이나 봉황이 산다는 단혈(丹穴) 속에까지 미옥이나 봉황이 없다고 말하고 싶지는 않다. 다만 세상에는 드물다고 말할 뿐이다.

　사람이 살아가는 방법이 각기 다름은 마치 무거운 황금과 가벼운 깃털의 차이만큼이나 크다. 좋고 나쁜 것을 고르는 차이는 하늘 높이 치솟으려는 불길과 낮은 곳으로만 흘러 가려는 물길의 그것과 같다. 같은 것으로 할 수 없는 것은 아무리 조화가 영험하고 천지가 활동한다 할지라도 이를 같게 할 수는 없다. 어찌 강요한다고 해서 될 것인가!

　나는 천성이 눌변(訥辯)인데다 어리석기까지 하다. 더구나 게으르기 짝이 없다. 구슬놀이나 도박 같은 오락은 쳐다보기도 싫다. 또 매사냥, 경마, 사냥, 유람 등도 전연 하지 않았다. 특히 못된 장난은 더욱 싫다. 이와 같은 일들은 모두가 요즘 즐기는 것으로 누구나가 열망하는 일이지만, 나는 그런 것들을 하나도 모른다. 그러므로 친구가 없기로는 아마 으뜸일 것이다.

　더구나 너무 고지식하여 충고를 거침없이 해버린다. 좋은 약은 입에 쓴 것이므로[27] 그것을 달게 받는 사람은 많지 않다. 또 학문에 힘쓰라고 권고하고, 경마를 하지 않도록 간하고, 도박을[28] 그만두라 하고, 주색에[29] 너무 깊게 빠지면 안 된다고 충고를 한다.

　이러한 충고는 보통 사람들에게 별로 듣기 좋은 말이 아니다. 자기의 모난 부분을 깎아서 둥글게 하고, 자기의 감정에 맞지 않을지라도 세상이 좋아하는 것에 맞추어 산다는 것은 매우 힘든 일이다. 그러므로 출세하려고 생각해도[30] 그럴 수가 없는 것이다. 그러한 것을 잘 알고 있지만, 구태여 고치고 싶지는 않다. 그렇다고 하여 세상의 물정을 모른다고 하거나 처세가 졸렬하다는 혹평을 받는다고 할지라도 어쩔 수 없는 것이다.

　대저 교제하여 마지막까지 지속되지 못하고, 처음에는 사이가 좋았다가 차츰 멀어져 버리는 경우, 양쪽이 모두 아량이 좁다는 비난을 받게 되며, 사귄 정이 유종(有終)의

미를 거두지 못하고 만다. 대체로 친하면 애정이 생기고, 서먹서먹하면 불화가[31] 생기는 것은 자연의 이치이다. 그러므로 친구는 처음부터 신중하게 택할 수밖에 없다. 술잔을 나누면서 등을 두드리고, 정에 못 이겨 어느 사이 손을 맞잡는, 그러한 교제가 더욱 많아지기를 바라고, 그 우정이 평생 동안 변함이 없으리라 생각한다. 이것이 나로서는 걱정이다.

    어떤 사람이 물었다.
    그렇다면 사귀는 친구가 전연 없어도 됩니까?
    포박자가 대답했다.
    어찌 그럴 수가 있겠는가. 물을 무서워하는 자가 구태여 배를 없앨 필요는 없으며, 상처를 입는 일이 싫어서 도끼를 없앨 이유는 없다. 사람이 서로 사귀는 일은 그 유래가 매우 오래 되었다. 하늘과 땅이 서로 교합하지 않는다면 통할 수가 없다. 상하(上下)가 교합하지 않으면 마음이 멀어진다. 이렇게 통하지 않으면 음(陰)과 양(陽)의 기(氣)가 서로 떨어지고, 마음이 멀어지면 천하에는 '나라'라는 것조차 존재할 수 없게 될 것이다. 그러나 친구를 사귀는 일은 시작은 매우 쉽지만 마치는 것은 더 없이 어려워서 그 끝을 맺는 것이 걱정이다. 실패의 원인은 사귀는 사람이 적당치 않고 사소한 일은 다투면서 중대한 일을 잊는 데 있다.
    《역(易)》에는 두 사람이 마음을 같이 하면 쇠라도 끊고,

우정이 넘치는 말은 난초(蘭草)처럼 향기롭다고 찬양하며(繫辭),《시경(詩經)》에는 백 명의 친구를[32] 읊고 있다.「비록 형제가 있다 해도 친구만 못하다」(《詩經》 常棣(상체))고 한다.

이익이 되는 세 종류의 사람을 구하는 것은 공자도 권장한 바 있다.[33] 공자가 그 문하생으로부터 점점 친근해지고 남에게 비방을 받지 않게 된 것도,[34] 관중(管仲)이 사형을 모면하고 큰 공을 세운 것도,[35] 주박(朱博)이 역참(驛站)이란 말직의 신분에서 일약 대관(大官)에 오르게 된 것도[36] 모두가 좋은 친구를 사귄 덕택이다.

한 가닥 줄만으로는 소(韶-순임금의 음악)와 하(夏-우임금의 음악)의 화음(和音)을 낼 수가 없다. 한 가지 색깔만으로는 곤룡(袞龍-천자의 의복)의 화려한 무늬를 그려낼 수가 없다. 한 가지 맛만으로는 이윤(伊尹)의 음식맛을 낼 수가 없다. 한 그루 나무만으로는 등림(鄧林)의 숲을 이룰 수가 없다. 하늘에 닿을 듯한 곤륜산(崑崙山)이라 할지라도 아마 많은 돌맹이가 쌓여서 만들어졌을 것이다. 넓은 남명(南溟-남쪽 끝의 대해)이라 해도 강물이 모여서 이루어졌을 것이다. 또 거울 앞에 서면 머리에 쓴 관이 기울어진 것을 알 수 있고, 햇볕에 나가면 그림자의 모양을 알 수가 있다. 나무를 곧게 하는 기구에 걸면 굽은 나무도 곧아진다. 이와 마찬가지로 좋은 친구를 가지면 자기의 그릇된 행동을 바르게 고쳐줄 것이다.

달인(達人)은 그러한 이치를 잘 알고 있으므로 될 수만 있다면 반드시 자기보다 나은 사람을 택하고, 서로 어울려

즐길 때도 반드시 뜻을 같이 하는 사람을 찾는다. 야(野)에 있을 때는 도리를 논하여 덕을 쌓고, 출사(出仕)하면 마음을 합하여 서로 돕는다.

그러한 것들이 받아들여지지 않으면 함께 물가에 나가 낚시질을 하고, 입신을 할 수 있으면 힘을 모아 세상 다스리기에 힘쓴다. 안전할 때는 함께 절조를 닦으며, 위험한 처지에 놓이면 서로 도와 어려움을 헤쳐 나간다.

설담(薛譚)이 진청(秦青)[37]에게 땅에 닿도록 머리 숙여 잘못을 빌고 난 후 평생 동안 그 곁을 떠나지 않았던 간독한 우의(友誼)며, 한(漢)의 왕능(王陵)이 자기가 출세하면 반드시 친구인 공우(貢偶)를 자기와 같은 지위에 끌어 올렸던 아름다운 우정, 이러한 미담(美談)은 결코 그들만의 것은 아니다.

그러므로 벗을 사귀는 이치는 존중되어야 한다. 다만 벗에 대한 진정한 마음은 그 허실(虛實)[38]을 알기가 쉽지 않다. 권세나 이익은 그 교분을 두텁게 하기도 하지만, 때로는 서로 등 지는 결과를 가져오기도 한다. 목을 자른다 해도 불변했던 마음이[39] 욕설이 쌓이면 깨뜨려지고 만다. 아교나 옻으로 아무리 단단히 붙인 것일지라도 물 속에 오랫동안 잠겨 있으면 떨어져 나가기 마련이다. 그리하여 평생의 교분도 하루 아침에 허무하게 깨어지고 만다. 그러므로 옛부터 장소(張劭)와 범식(范式)[40]의 우정은 찾아보기 힘들고, 지금은 장이(張耳)와 진여(陳餘) 같은 변심만을 볼 수 있을 뿐이다. 옛 일을 미루어 앞일을 생각하면 참으로 개탄스럽다.

무릇 오동나무에 산다는 봉황은 올빼미와 함께 같은 가지에 앉기를 꺼려하며, 기린과 추우(騶虞-전설상의 영조)는 승냥이와 여우들과는 무리를 짓지 않는다. 맑은 샘은 탁한 웅덩이물과 섞이려 하지 않고, 어진 사람은 악한 사람과 자리를 같이 하려고 하지 않는다. 왜냐하면, 혼탁한 상태에 오랫동안 잠겨 있으면 곧은 마음이라 해도 변하기 쉬울 뿐만 아니라, 폭력이 다가오면 그 위해를 받을 염려가 있기 때문이다.

어떤 사람이 물었다.
우정(友情)은 어떻게 하면 이룰 수 있는지 일러 주십시오.
포박자가 답했다.
군자(君子)는 절교(絶交)한 후에도 상대방을 헐뜯는 일은 없다. 하물며 눈앞에 있는 친구에게 겉과 속이 다를 수 있겠는가! 친구를 위해서는 자신을 죽여서라도 힘이 될 수 있어야만 한다. 하물며 지위나 명예에 대한 욕심 때문에 다툴 수 있겠는가!
진정한 교제는 아무리 친하다 하더라도 소홀히 대하지 않으며, 서로 함께 어울린다 할지라도 뇌동(雷同)하는 일은 없다. 상대방의 과실을 보면 정색을 하고 조용히 간하며, 기분에 맞지 않는다 하여 묵과하지는 않는다. 자기의 잘못을 충고해주면 주저하지 않고 고치며, 귀에 거슬린다 하여 흘려버리는 일이 없다. 교묘한 변설이나 화려한 말로 스스로의 결점을 변명하려고도 않는다. 겉으로는 동조하면서 속으로 다른 마음을 먹는 일은 없으며, 감정을 숨기고 말만 동조하는 일은 없다. 또 겉으로는 복종하고 속으로 미워하는 일도 없다. 상대방이 자기보다 뛰어났다 하여 미워하지도 않고, 오히려 상대방의 단점을 감싸주고 그 장점을 길러주며, 과실은 숨기고 그 공만을 널리 자랑한다. 밖으로는 이해타산에서 오는 싸움이 없고, 안으로는 마음으로 다투는 초조함이 없다. 이렇게 해야만 녹명(鹿鳴)[41]의 시에서 볼 수 있는 교분이 이루어지며, 벌목(伐木)[42]의 시에서의 풍자를 피할 수 있을 것이다.

만약 쉽게 어우러지면, 헤어짐 또한 쉬어진다. 쉽게 친분이 두터워지면 곧이어 친분이 엷어지고 만다. 처음에는 형상과 그림자처럼 꼭 붙어 다니다가도 마지막에는 삼(參)과 진(辰)의 별처럼 멀어지는 탄식에 이르고 만다. 가까웠던 사이가 심한 원한으로 변하고, 뜻을 같이 했던 동지가 원수로 바뀐다. 이것은 상대방을 잘 살피지 못했기 때문이며, 이미 후회해 보아도 소용이 없다.[43]

옛날 후한(後漢) 말기에 세상이 쇠퇴하여 나라의 통제가 허술했을 때 충성과 의리의 도는 이미 그 자취를 감추었고, 부귀(富貴)에 광분하는 풍조가 일반적이었다.

시세(時勢)에 등을 돌리는 것을 무슨 고상한 것이라도 되는 양하고, 세상을 구제하는 일 따위는 부정한 것으로 여기며, 존비(尊卑)의 예는 허물어져 버리고, 인간의 윤리는 마침내 어지러워지고 말았다. 벼슬하는 사람은 그 목숨과도 같은 충절을 바치려 하지 않고, 맡은 임무마저 버리고 돈벌이에 골몰하였다. 실질이야 어찌되었건 명성만을 얻고

보아야 할 판이었다.

  세상이 이쯤 되면 나라일을 포기한 자는 미명(美名)을 얻고, 악한 일을 거듭한 자는 공적이 많은 꼴이 되고 말았다. 사람들은 한결같이 말을 채찍질하여 수레를 몰고, 밤하늘 별들을 우러러보며 수레에서 잠자는 것이 일쑤이고, 더위와 추위는 아랑곳하지 않고, 권문세가(權門勢家)의 대문으로 달려가 허명(虛名)이나마 얻으려 한다. 개중에는 원하는 것을 얻기 위하여 서로 다투다가 살인하는 자까지 생기게 되었다.

  당시 주목(朱穆)[44]과 서간(徐杆)[45]은 이와 같은 풍조를 몹시 증오하였다. 이를 바로잡을 만한 세력도 없었으나, 그렇다고 차마 눈 뜨고 볼 수도 없었다. 그리하여 발분한 감정으로 논문을 쓰고, 대문을 닫아 걸고, 세상과의 교제를 일체 끊었다. 이것은 격분한 나머지 의도가 있어 한 일이다. 다만 이것은 소위 '굽은 것을 바로잡아 지나치게 곧다'는 것이며, 언제나 통용될 수 있는 가르침은 못될 것이다. 좋지 않은 도당들을 멀리 하고 아첨하는 근원을 단절한다면 그것으로 족할 것이지, 구태여 자기와 남과의 격리(隔離)를 없애기 위하여 발가벗거나[46] 왕후(王侯)의 호사로운 식사를 풍자하기 위하여 절식할 것까지야 있겠는가!

  대저 세속의 교제에서 생기는 폐해(弊害)란 것은 아무리 말한다 해도 그 끝이 결국 심한 혼란에 스스로 빠지고 만다. 그러므로 예의에 어긋나고 도리에 맞지 않는 교제라면 차라리 중지해버리는 것이 좋다.

■ 譯註

주1. 겉만 있고 마음이 없는
원문은「面而不心」. 겉과 속이 다른 것. 표리한 것.

주2. ~ 비방한 바 있다.
《法言》學行.

주3. 영락한 옛 친구.
원문은「遺忽陵遲之舊好」. 여기서 능지(陵遲)라 함은 언덕이 점점 낮아져서 마침내 평지가 되는 것처럼 점차 쇠퇴하는 것. 영락. 지(遲)는 이(夷)의 전성(轉聲)으로, 능이(陵夷)라고도 함. 또 구호(舊好)는 옛 정 또는 구의(舊誼).

주4. 굴뚝새.
원문은「斥鷃(척안)」인데, 이것을 보통 조요(鷦鷯)라고 한다. 뱁새(《장자》소요유).

주5. ~ 공손한 몸짓.
원문은「余代其踧踖恥共世」인데, 여기서 踧踖(축척)은 숨도 제대로 쉬지 못할 정도로 조심스럽게 행동하는 지나친 공손을 말한다. 아부.

주6. 불우와 ~ 아니다.
원문은「窮之與達不能求也」인데, 窮之與達(궁지여달)은 매우 어려운 처지와 입신출세한 경우를 대비한 말. 보통 窮達(班彪 主命論) 또는 窮通(白居易 詩)로 사용된다. 不能求也(불능구야)는 우리가 마음대로 구할 수 있는 것이 아니라는 의미.

주7. 벼락출세.
원문은「俄然之節」. 俄然은 급작스러운 것. 돌연변. 卒然,

突然과 같은 뜻이고, 節은 마디, 즉 단계란 의미.

주8. 사면령을 받은 죄수.

원문은「幽繫之遇赦」. 幽繫(유계)는 감옥 속에 갇힌 사람. 遇赦(우사)는 사면을 만나다, 라는 뜻.

주9. 행과 불우는 천명이다.

원문은「通塞有名」. 通塞(통새)는 통하는 것과 막히는 것. 곧 행과 불우(北吏 孫惠蔚傳).

주10. ~ 맡겨질 뿐이다.

원문은「泰付之自然」. 여기서 泰付(태부)는 모든 것을 송두리째 맡긴다는 의미이다.

주11. 기로(岐路)

원문은「律塗」.

주12. ~ 물에 놓아주었다.

《淮南子》育俗訓.

주13. 흙먼지를 ~ 말을 몰아

원문은「馳騁風塵者」인데, 치빙(馳騁)은 말을 급하게 모는 것. 馳鶩(치무), 驅騁(구빙), 縱騁(종빙)과 같다(周禮 冬官考工記). 終日馳騁.

주14. 사마상여, 양웅.

사마상여, 양웅은 모두 전한(前漢)의 학자.

주15. 정현, 마융.

정현, 마융은 모두 후한(後漢)의 학자.

주16. 정정, 탁왕손, 나부.

정정, 탁왕손, 나부 등은 모두가 대부호들이다.

주17. 신발을 끌면서

원문은 「倒屣」인데, 그 원의는 신을 거꾸로 신는다는 것이다. 屣履(사이)라고도 한다. 손님을 반기는 모습.

주18. ~ 없는 탓에

원문은 「有斧無柯」. 도끼는 있으나 도끼자루가 없다는 말. 도끼(斧)는 역량, 도끼자루(柯)는 실행 가능성을 말한다.

주19. 덕행은 ~ 것입니다.

원문은 「務行立乎己 名聲乎人」인데, 務行(무행)은 덕을 쌓는 일에 힘쓰는 것.

주20. 심성을 가린다.

원문은 「沙汰其心性」. 사태(沙汰)란 말은 쌀을 물에 씻어 모래를 닦아낸다는 뜻. 이것이 전하여, 사물의 선과 악을 가리는 것이 되었다(吳志 朱據傳). 그러므로 본문은 심성이 좋고 나쁜 것을 가린다는 것.

주21. 화광동진.

이 말은 노자(老子)의 「광채 나는 것을 흐리게 하여 티끌 속에 묻어 버린다(和其光 同其塵)」에서 나온 것으로, 불가사의한 동등(同等)을 표방한 말이다. 여기서는 재덕(才德)을 감추고 세상일에 따르라는 말이다. 그와 같은 말로 안씨가훈 면학(顔氏家訓 勉學)에 포조철이(鋪槽綴醨)라는 것이 있다.

주22. 표리가 있는 사람

원문은 「默語殊塗」. 默語(묵어)는 생각은 하면서 말을 하지 않는 것. 殊塗(수도)는 길이 다른 것. 그러므로 겉과 속이 각기 다른 것을 뜻함.

주23. 마음이 변하는 사람

원문은 「愛憎異心」. 사랑하고 미워하는 것이 마음에 따라 다르다는 것.

주24. 경기가 ~ 떨어져 간다.

원문은 「盛合衰離」. 번영할 때는 합하고, 쇠약해지면 떠나는 것.

주25. 유향, 유흠.

모두 전한 말의 유학자로서, 양인은 부자지간이다.

주26. 윤길보, 백기.

길보의 후처가 전처 소생인 백기를 미워하여, 거짓으로 소매 속에 벌이 들어갔다 하여 손을 넣게 한 계략.

주27. ~ 쓴 것이므로

원문은 「藥石所集……」인데, 여기서 藥石은 약과 돌침, 즉 醫療를 말한다(傳習錄卷下). 또 널리 약이라는 뜻으로도 사용된다. 이 경우 약(藥)은 유기물, 즉 동물 식물의 성질을 말하고, 또 이것이 전하여 통절하게 사람의 경계해야 될 일을 말하기도 한다. 여기서는 두번째와 세번째 뜻으로 사용.

주28. 도박

원문은 「摴蒲(저포)」. 태평어람(太平御覽)에 노자(老子)가 호(胡)에 들어가 저포를 만들었다 한다(老子入胡作摴蒲).

주29. 주색에

원문은 「沈湎」. 耽湎(탐면)이라고도 한다(書經 泰誓上).

주30. 출세하려고 생각해도

원문은 「欲好日新」인데, 일신(日新)은 매일 매일 새로워지는 것. 매일 어제의 잘못을 고쳐가는 것(《大學》 苟日新日日新又日新). 여기서는 생활을 바꾸어 출세한다는 뜻으로 사용.

주31. 불화

원문은 「嫌隙(혐극)」. 서로 의심하여 사이가 나쁜 것. 격의(隔意), 불화(不和)와 같다(晉書 孫楚傳).

주32. 백 명의 친구.
원문은 「百明」인데, 《시경》 소아(小雅)편의 청청자아(菁菁者莪)에 「이미 군자를 보는 나에게 백붕(百朋)을 내렸다(旣見君子錫我百朋)」고 했는데, 이것은 본문의 백붕과는 어울리지 않는다. 아마도 포박자는 많은 친구(朋友)로 해석한 것 같다.

주33. 세 종류의 친구.
공자는 예악(禮樂)을 아는 사람, 남의 좋은 점을 칭찬하는 사람, 현명한 동료가 있는 사람을 말했다(《論語》 季氏).

주34. ~ 된 것도.
공자는 자로(子路)가 오면서부터 욕을 듣지 않게 되었다고 한다(《史記》 仲尼弟子列傳).

주35. ~ 세운 것도.
포숙(鮑叔)과 관중은 친구였다. 제(齊)의 왕자 간에 세력다툼이 일어났을 때 관중은 노(魯)에 잡힌 몸이었으나 포숙의 도움으로 구조되어 관공(管公)의 대재상이 되었다.

주36. ~ 오르게 된 것도.
주박은 가난하여 역관의 관리로 있었으나 소육(蕭育)과 진함(陳咸) 등 친구의 도움으로 출세하게 되었다(《漢書》 本傳).

주37. 담청.
원문은 「譚責面地之篤」. 설담은 음악을 진청에게 배웠는데, 만족스럽게 가르쳐 주지 않았다. 그래서 설담이 그만 돌아가겠다고 하자, 그 이별의 표시로 한 곡을 연주했다. 그 음색을 듣고 놀란 설담은 잘못을 빌고 평생 동안 청을 모시며 배웠다

(博物志).

주38. 虛實.

원문은 「□實」. 노문초(盧文弨)에 의해 '虛'자를 보충.

주39. ~ 불변했던 마음이

원문은 「刎頸之契」. 契는 交와 같은 뜻으로, 刎頸之交. 목이 달아나는 한이 있더라도 마음은 변하지 않는 사이. 생사를 같이 하는 친구(史記廉頗藺相如傳).

주40. 장소, 범식.

장소가 죽었을 때 범식의 꿈에 나타나 장기(葬期)를 알려 주었다(《後漢書》獨行傳).

주41. 녹명.

《詩經》小雅. 좋은 손님을 맞아들이는 기쁨을 노래했다.

주42. 벌목.

《詩經》小雅. 옛 친구를 중히 여겨야만 한다고 풍자적으로 읊었다.

주43. ~ 소용이 없다.

원문은 「亦無以□」. 아마도 救(구)자가 있었을 것 같다.

주44. 주목.

《숭원론(崇原論)》, 《절교론(絶交論)》의 작자.

주45. 서간.

《中論(중론)》의 작자.

주46. ~ 발가벗거나

진(晋)나라의 유령(劉伶)이란 사람은 알몸으로 손님들을 접대하면서, 나는 천지를 내 집으로 삼으며, 지붕을 내 옷으로 한다고 말했다.

권 17
(備闕)
비궐

　비궐이란 결점(缺點)을 서로 보충하는 것을 말한다.
　인간이 세상을 살아가는 데는 욕망(欲望)이 필요하다. 그러나 그러한 욕망이 만족할 만한 결과를 가져온 예는 거의 없다. 아무리 고매한 이상이 있다 하여도 그 실현은 완전할 수 없을 뿐만 아니라, 때로는 실현할 수 없는 것이 대부분이다.
　예를 들어 마음 속에 정의로운 생각이 있다 해도 그것을 실천하려면 능력과 자질 같은 것이 필요하다. 비록 이러한 조건을 구비하고 있다 할지라도 역시 실패하거나 그러한 이상의 반분도 만족시킬 수 없는 경우가 많다. 그러므로 그러한 결점을 보완함으로써만이 좀더 완전한 것에 접근할 수가 있다.
　따라서 완전한 것은 없다 해도 완전한 것에 접근할 수는 있다는 말이 된다. 그러한 경지에 이르기 위해서는 서로의 결점을 보완함으로서 사회적인 접근이 가능할 것이다.

포박자는 이러한 이치를 간파하고 인간의 모든 행동은 결점이 있기 마련이고, 그 결점은 서로의 보완에 의해서 어느 정도 수정될 수 있다고 한 것이다. 그러므로 사소한 결점도 없는 완전무결한 인재는 사실상 요구할 수 없다는 것이다. 다만 단점은 가능한 한 배제하고, 장점은 최대로 살리는 것이 인간생활의 근본적인 태도가 된다는 점이 본 장의 핵심인 것 같다.
　모든 것은 각기 그 기능이 있고, 그 기능은 일정한 조건이 선행되어야 비로소 발휘될 수 있다. 그러므로 물고기와 날짐승은 장단이 서로 있는 것이다. 그러한 단점을 보완하는 것이 전체적 조화가 된다는 점에서 중요한 뜻이 있다.

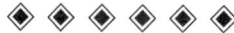

　포박자가 말했다.
　천리마는 튼튼한 근육을 흔들어 빛처럼 빨리 달릴 수 있지만, 얼음을 밟고 깊은 못을 건너지는 못한다. 호랑이는 뇌신(雷神)처럼 사나운 기세로 물어뜯지만, 구름을 타고 저 하늘을 오를 수는 없다. 싸움을 일삼는 투계(鬪鷄)라 할지라도 닭집 안에 있으면 날개를 칠 수 없으며, 새매라 하더라도 식탁이나 의자[1] 밑에서는 날센 주둥이의 힘을 발휘하지 못한다.[2]
　이미 모든 동물이 그러할진대, 사람 또한 이와 같다. 즉, 재상(宰相)으로서 음양(陰陽)을 조화시킬 능력이 있는 자라고 하여, 반드시 모든 행동에 수양이 있고 글을 읽고 쓰는

데 달인(達人)이라고 할 수만은 없다. 나아가서 천자의 지위를 얻는 자라 하여 반드시 작은 일을 신중히 하고 번거로운 일을 감당할 수 있다고는 할 수 없다.

혜시(惠施)는 재상의 그릇이 충분하지만, 배를 저어서 거친 물결을 헤쳐 나가지는 못했다.³⁾ 한(漢)나라 고조(高祖)는 무술에는 뛰어난 영걸이지만 돈을 벌거나 행동을 삼가하는 일은 없었다. 한신(韓信)은 명장 중의 명장이었지만, 농사나 상업을 장려하여 기아(饑餓)를 면하게 하진 못했다. 주발(周勃)⁴⁾은 나라의 기둥이라고 할 만한 충신이었지만, 국고(國庫)의 돈과 곡물의 재고를 질문받았을 때 대답하지 못했으며, 그것을 문책받았을 때도 만족한 해명을 하지 못했다.

만약 작은 결점 때문에 장점(長點)을 버린다고 한다면 아무리 뛰어난 인재라 할지라도 채용할 수 없게 된다. 모든 것이 갖추어진 완전한 것을 요구하여 사소한 예절을 왈가왈부한다면 세상을 바로잡고⁵⁾ 백성을 구제하는 공을 도저히 세울 수가 없다.

하늘은 서북쪽이 기울어져 있고, 땅은 동남쪽이 처져 있다(지축이 기울어진 것을 말함). 아무리 해나 달이라 할지라도 굴곡이 진 구멍 안에까지 빛을 보낼 수는 없으며, 돌풍이라 할지라도 우물 밑바닥에서 물결을 일게 할 수는 없다. 이빨을 쑤시는 데는 소나무 재목이라 할지라도 한 치의 대나무 조각보다도 못하다. 나는 새를 떨어뜨리려 한다면 천금의 금덩어리보다는 차라리 진흙덩어리가 훨씬 쓸모가 있다. 바느질을 할 때는 장검보다는 몇 푼 길이의 바늘이 제격이다. 구태여 쥐를 잡기 위하여 큰 코끼리를 부리고, 새벽을 알리기 위하여 대붕(大鵬)을 길들일 필요는 없다.

 그러므로 태공망(太公望)은 술을 팔려고 여기저기 다녀도[7] 누구 하나 사주는 사람이 없었지만, 주(周)나라의 문왕(文王)과 무왕(武王)은 그를 스승으로 맞이했다. 촉(蜀)의 장완(蔣琬)[7]은 백리(百里)의 작은 군을 다스리는 데는 우둔하고 태만했지만, 재상(宰相)으로서는 세상에서 그와 비할 만한 사람이 없었던 것이다.

■ 譯註

주1. 식탁이나 의자

「几莚之下」. 궤연(几莚)이란 말은 팔걸이 의자, 또는 제사에 사용되는 자리를 뜻한다(周禮 春官司几莚).

주2. ~ 못한다.

「電擊」. 번개처럼 급격하게 일거에 덮치는 것. 정격(霆擊). (晋書, 桓溫傳).

주3. 혜시는 ~ 못했다.

혜시가 양(梁)의 재상에 취임하기 위하여 강을 건너 가다가 물에 빠지고 말았다. 구조해 준 뱃사공이 "배도 젓지 못하면서 재상을 지낼 수 있겠는가" 했다(《說苑》雜言).

주4. 주발.
《史記》絳侯周勃世家.
주5. 세상을 바로잡고
원문은 「匠世」이지만, 匡(광)의 잘못일 것이다.
주6. ~ 여기저기 다녀도
원문은 「賣煦」인데, 교어는 漿의 잘못이라 한다.
주7. 장완.
장완(蔣琬)은 광도(廣都)의 장관이었으나 술만 마실 뿐이었다. 유비(劉備)가 노하여 벌을 내리려 할 때, 제갈공명(諸葛孔明)이 그는 재상의 그릇으로 백 리 정도의 작은 고을을 다스릴 인재가 아니라 했다(《三國志》蜀書本傳).

권 18
(擢才)
탁재

 탁재(擢才)라는 것은 재능(才能)을 발탁한다는 말이다. 즉, 재능있는 사람을 발탁하여 중용한다는 것이다. 북사(北史 析䛒之傳)에 명경(明經)으로서 탁제(擢第)한다는 말이다.
 여기서 탁제란 시험에 급제한 자 중에서 가장 우수한 자를 뽑아 관리로 등용한다는 말이다. 또 한서(漢書, 公孫述傳)에는 탁용(擢用)이란 말이 있다. 이 말은 인재를 선발하여 관리로 사용한다는 말이다. 그러므로 탁재라는 말은 탁제 또는 탁용과 같은 의미가 된다.
 포박자의 여러 장(章)에서도 나오듯이 군주가 아무리 총명하고 어진 인물이라 하더라도 혼자의 힘만으로 나라를 다스릴 수는 없다. 그러므로 어질고 충성스러운 인재를 신하로 등용함으로써 비로소 군주의 이상(理想)은 실현될 가능성을 가질 수가 있다. 정치(政治)에 있어서 '탁재'는 근본적인 수단이 된다 할 것이다.

탁재(擢才)가 나라를 다스리는 데 있어서 당연한 것이라는 것은 누구나 쉽게 이해될 수 있는 것이지만, 문제는 그것을 실행하는 방법과 태도이다. 야에 숨어 있는 인재를 어떤 방법으로 찾아내며, 천거하는 사람이 있을 경우 어떻게 그 인물의 허실(虛實)을 평가할 것인가? 이것에 대한 방법의 옳고 그름은 곧 나라를 잘 다스릴 수 있는가의 성패가 달려 있다. 선정(善政)의 성패는 탁재의 성공 여부에 달려 있는 것이다.

만약 진정으로 능력있는 인재를 발견하여 이를 등용하게 된다면, 조정 안에 있는 간신(姦臣)들은 저절로 물러갈 것이며, 따라서 군주의 안목을 가리고 있던 안개가 벗겨졌기 때문에 평민의 생활에서부터 재상에 이르기까지 모든 실정을 상세히 알 수가 있다. 이는 곧 태평성대의 조짐이다. 실정을 모르는 군주가 선정을 베푼다는 것은 불가능한 일이다.

그러나 반대로 진정한 재능을 발탁하지 못하고 평범한 사람을 실질 이상의 허명만 믿고 중용한다면, 그 폐해는 상상 이상으로 심하다.

능력이 없고 덕이 없는 자가 조정의 요직에 앉게 되면 사욕을 쫓기 쉽고 부귀와 공명에 타락하고 만다. 그들은 지극히 공정한 사람의 비판을 두려워하며, 이를 피할 방법에 항상 급급하다. 마침내 붕당(朋黨)을 지어 임금의 옥안을 가리고, 청렴하고 어진 선비를 비방하는 데 혈안이 된다. 사태가 이에 이르면 마땅히 행해야 될 직무는 뒷전으로 물리게 되고, 아첨과 염불의 잔재주만이 늘어가기 마련이다.

　아부나 아첨이란 본시 무능력자의 특징이다. 분수에 맞지 않는 지위만 탐하다 보면 아첨은 그 생활을 지속할 수 있는 수단이다. 그것도 여러 번 반복하다 보면 거울에 먹물이 묻어 얼굴도 비치지 않는 검은 거울로 타락하고 말 것이다. 본 장은 이러한 각도에서 '탁재'에 대한 예리한 시선이 보인다.

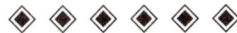

　포박자가 말했다.
　화려한 무늬와 아름다운 장식 등은 맹인들이 즐길 수 있는 것이 아니다. 우수한 재능은 범인으로는 알아볼 수 없다. 실물(實物)을 본 일이 없는 사람에게는 천자가 입는 곤룡(袞龍)이라 할지라도 무늬가 없는 베옷이나 다를 바 없다. 그 가치를 분간할 수 없다. 그 소리를 들어보지 못한 사람은 준재(俊才)나 범인을 동등한 것으로밖에는 생각하지 못한다. 자기 눈으로 보지 않으면 그 아름다움을 이해할 수가 없다. 편을 들어주는 사람이 없으면 욕하는 사람이 나오기 마련이다.
　그런데 사랑하고 미워하는 것이나 좋아하고 싫어하는 것들이 지금은 그 취향이 다르다. 시대가 달라지고 풍속 또한 변하게 되면, 같은 물건이라도 그 가치가 달라진다. 예를 들면 하(夏)의 옥(玉)은 옛날 같으면 몇 개의 성(城)과도 맞바꿀 만한 가치가 있었지만, 지금은 그것을 내다 팔다 해도 구리나 무쇠보다도 싸다.

그러므로 옛날에는 야에 숨어 살면서 뜻을 구하는 사람을 고고(孤高)한 선비로 불렀지만, 지금은 산림 속에 묻힌 학자라면 아무짝에도 쓸모 없는 바보로밖에 보지 않는다. 즉, 성대(聖代)의 선인(善人)은 탁세(濁世)의 죄인이 되었다. 옛날의 청렴한 선비라도 말세를 당하면 힘없는 겁쟁이로 타락하고 만다.

위대한 선비와 도(道)를 지키는 학자는 그 신의(信義)가 수 인(1인은 8자)의 벽보다도 높고, 그 은혜는 여량(呂梁—산서성의 潼壺)의 연못보다도 깊다.

그러나 범용하고 천박한 사람은[1] 그것을 이해하고 상찬(賞讚)할 수도 없을 뿐만 아니라 자기와는 이질적(異質的)인 존재라는 이유로 경멸하거나 자기 앞에 찾아와 머리 숙이지 않는다는 이유로 미워하기도 한다. 상대방을 존경하지 않고 채용하지 않는 것 뿐이라면 무슨 할 말이 있겠는가. 심지어 백옥에 먼지를 뿌리고 옥의 표면에 상처를 내기도 한다. 누군가가 비방하면 덩달아 함께 나서고, 홀로 서 있는 선비를 무참히 공격하는 것이다.

세상이 이쯤 되면 증삼(曾參—공자의 제자. 효행으로 유명)이라 해도 강도(強盜)의 오명을 받게 되고,[2] 소보(巢父)나 허유(許由)[3]까지도 좀도둑이란 누명을 받아야 할 판이다.

해와 달처럼 밝은 지혜와 조그만 조짐이라 할지라도 꿰뚫어 볼 수 있는 심원한 관찰이 없는 자라면[4] 어찌 진흙을 헤쳐서 보석을 찾아내고, 흐린 물을 맑게 하여 잠겨 있는 진주를 집어낼 수 있겠는가!

대저 잘 닦여진 옥은 가게 앞에 늘어 놓는다 해도 잘 팔리지 않는다. 하물며 옥덩어리 그대로 놓아 둔다면 어느 누가 사려 하겠는가! 뛰어난 선비는 소뿔을 두드리며 슬픈 노래를 부른다 해도[5] 좀처럼 발탁되지 않는다. 하물며 숲속에 은거한 사람이야 말해 무엇하겠는가.
　손빈[6]은 그 비장의 방책을 발휘해 보고자 했지만 위(魏) 나라 사마(司馬－육군 대신)인 방연(龐涓)의 시기함을 받아 다리를 잘리는 형벌을 받았으며, 한비자(韓非子)[7]는 치적을 세우려 했지만 그의 재주를 두려워하는 이사(李斯)라는 자에게 죽임을 당하고 말았다. 가의(賈誼)[8]는 나라를 걱정하는 정이 두텁고, 또 나라를 다스리는 방책도 품고 있었지만 군인들에게 배척당하고 말았다. 유향(劉向)[9]은 충성스럽고 곧은 인물로서 나라의 위기를 구하려 하였지만 환관인 홍공(弘恭)과 석현(石顯) 등에게 모함을 받은 바 되었다.
　세상이 이와 같은 것은 화씨(和氏)가 옥덩어리를 품고 피눈물을 흘렸으며,[10] 금식(禽息)[11]이 분노하여 머리를 수레 바퀴에 부딛쳐 죽어간 이유인 것이다.
　대체로 옥과 돌을 구분하는 것은 어짊과 어리석음을 분간하는 것보다는 쉽다. 보석을 아끼는 마음은 선비를 좋아하는 마음보다도 훨씬 더 하다. 구별하기 쉬운 보석을 좋아하는 사람에게 올린다 해도 그것이 죄가 된다 하여 다리가 잘렸고, 이대(二代)에 걸친 군주로부터 오해를 받은 일이 있다. 하물며 구분하기 어려운 현인(賢人)이야 군주가 당장 숨이 넘어갈 만치 다급한 것도 아니다.
　참언(讒言)을 좋아하는 무리는 있지도 않은 사실을 날조

(捏造)하고,[12] 간신배들은 충성스럽고 성숙한 사람이 자기를 해칠 것을 두려워한다. 몸체가 굽은 나무는 먹줄이 그어지는 것을 꺼려한다. 밤에 알몸으로 있는 사람은 등불을 들고 찾아오는 것을 싫어한다.

그러므로 높은 명예나 아름다운 행동이라 할지라도 억제하면 세상에 알려지지 않으며, 뿌리도 없는 욕설만이 본인보다 먼저 그림자를 나타낸다. 그리고 화씨(和氏)가 울면서 옥덩어리를 권한 것처럼, 추천하는 사람이 없으면, 만에 하나라도 인정받지 못하는 것은 너무도 당연한 일이라 할 것이다.

대저 옥을 가지고 돌로 보는 사람은 돌을 보고도 옥으로 여길 것이다. 마찬가지로 어진 사람을 어리석은 자로 잘못 본 자는 또한 어리석은 사람을 어진 이로 보게 될 것이다. 돌을 옥으로 잘못 보았다고 해도 크게 해가 될 것은 없다. 그러나 어리석은 자를 어진 이로 착각하는 것은 나라가 망하는 징조가 된다. 망할 징조가 보인 나라는 아직은 그대로 명맥을 유지한다고 할지라도 언제인가 반드시 망하고 만다. 마치 맥박에 징후가 나타난 병자가 지금은 비록 살아 있다고 하지만 머지않아 죽게 되는 것과 같다. 그러므로 신중해야 한다. 아아! 돌이켜 볼 줄도 모르니, 얼마나 슬픈 일인가!

옛날 공자(孔子)는 성인이었지만 동쪽으로는 제(齊)나라 사람들로부터 방해당했고,[13] 남쪽 초(楚)나라에 갔을 때는 대신인 자서(子西) 때문에 벼슬길이 막혔다.[14] 문종(文種)[15]은 현인이었지만 처음에는 초(楚)나라에서 받아주지 않았고, 후에는 균여(鈞如)에게 금족(禁足)을 당하고 말았다.[16) 같은 시대에 살면서 다투어 공을 세우려 해도 어려운 일이었다.

무릇 천 리를 달릴 수 있는 명마(名馬)는 도주(陶朱)나 의돈(猗頓) 같은 부자가 아니라면 살 수 없다. 천균(千鈞)의 무게가 되는 물건은 맹분(孟賁)이나 오획(烏獲)[17)의 힘이 아니라면 들어올릴 수가 없다. 백설(白雪-옛 거문고의 명곡)의 곡은 소녀(素女-황제시대의 선녀)의 솜씨가 아니면 킬 수가 없다. 남보다 뛰어난 재능은 현명한 군주가 아니면 이용할 수가 없다.

그러나 야광옥(夜光玉)은 살 사람이 없다고 하여 그 빛을 잃거나 헐값으로 팔리는 것은 아니다. 커다란 종(鍾)과 주(周)나라의 솥이 물 밑에 가라앉아 있다고 하여 그 무게가 줄어들거나 난장이라도 쉽게 들어올릴 수 있는 것은 결코 아니다.

역양(嶧陽)이나 운화(雲和)[18)에서 난 오동나무로 만들어진 거문고는 살 사람이 없다고 하여 본래의 청아한 음색을 잃고 음탕한 세속적인 음악과 다투려 하지 않는다. 한 세대의 빼어난 유덕자(有德者)는 세상에서 인정을 받지 못한다고 할지라도 부정한 방법으로 출세하려고 하거나 시풍에 쫓아 절조를 굽히는 일 따위는 결코 하지 않는다.

그러므로 화씨의 옥은 여전히 선반에 놓여 있고, 좋은 오동나무 재목은 쓸데없는 것으로 버려지고, 명검으로 만들어질 조광(粗鑛)은 구야(歐冶)의 화로에[19) 들어가지 못하고, 명신이 될 인재는 끝내 왕자의 문에 초빙되지 않았다.

■ 譯註

주1. ~ 사람은

短近. 보고 생각하는 것이 범용하고 천박한 것.

주2. ~ 받게 되고

蒙劫剽之垢. 劫剽(겁표)는 칼로 위협하거나 찌르는 것. 垢(구)는 때. 여기서는 오명(汚名)을 뜻함. 蒙(몽) 입는다. 무릇 쓴다. 그러므로 강도의 오명을 입는다는 말.

주3. 소보, 허유

巢許獲穿踰之謗. 巢許(소허)는 소보와 허유. 모두가 옛날의 은사. 穿踰之謗(찬유지방)은 담을 넘거나 벽에 구멍을 뚫었다는 비방. 즉 좀도둑이란 비방을 받았다는 뜻.

주4. ~ 없는 자라면

玄鑒表微者. 현감(玄鑒)은 현람(玄覽)과 같다. 즉, 마음을 깊은 곳에 두고 만물을 살펴보는 것. 표미(表微)는 미세한 현상이 나타나는 것.

주5. ~ 부른다 해도

영척(寧戚)은 소 치는 사람으로부터 출세했다.

주6. 손빈.

전국시대의 병법가.

주7. 한비자.

한(韓)의 공자. 형명법술(刑名法術)의 대가.

주8. 가의.

한(漢)의 문인.

주9. 유향.

한(韓)의 학자.

주10. ~ 눈물을 흘렸으며

화씨(和氏)는 초(楚)의 명공. 질이 좋은 옥덩어리를 발견하여 이대의 군주에게 헌상했지만 군주들은 한결같이 돌로 보고 그의 두 다리를 베었다.

주11. 금식.

진(秦)나라 신하. 목공(穆公)에게 백리해(百里奚)를 추천했으나 듣지 않았기 때문에 화가 났다(《論衡》儒增).

주12. ~ 날조하고

畫蛇足於無形. 없는 것을 첨가하거나 날조한다는 고사. 약하여 사족(蛇足)이라고 쓴다(戰國策 齊策上. 閔王上).

주13. ~ 방해당했고

공자가 노(魯)에 중용되어 노가 강성해질 것을 우려한 제(齊)나라 사람은 기녀들을 노의 위정자들에게 보내서, 그들을 떨어져 버리게 했다. 공자는 노를 떠났다.

주14. ~ 벼슬길이 막혔다.

《史記》孔子世家.

주15. 문종.

원래는 초(楚)나라 사람. 월왕(越王)인 구천(句踐)을 받들어 패업을 이루었다.

주16. ~ 당하고 말았다.

오(吳)를 멸망시킨 후 종(種)은 왕의 미움을 사고 죽음을 당하였다.

주17. 맹분과 오획.

모두 옛 용사.

주18. 역양, 운화.

산이름. 거문고를 만드는 질이 좋은 오동나무 신지로 유명하다.

주19. 구야의 화로

歐冶之鑪. 구야(歐冶)는 옛날의 유명한 도공(刀工).

신역 포박자 외편(1)	값 15,000원

1판2쇄 2016년 3월 25일 인쇄
1판2쇄 2016년 3월 30일 발행

저　　자/ 갈　　홍
역　　자/ 석 원 태

발 행 처/ 서림문화사
발 행 자/ 신 종 호
주　　소/ 경기도 파주시 광탄면 장지산로
　　　　　278번길 68
홈페이지/ http://www.kung-fu.co.kr
전　　화/ (02)763-1445, 742-7070
팩시밀리/ (02)745-4802

등　　록/ 제406-300000025100197500017호(1975.12.1)
특허청 상호등록/ 022307호

ⓒ1995.Seolim Publishing Co., Printed in Korea
ISBN 978-89-7186-431-9 13510
ISBN 978-89-7186-003-0(세트)